Das Nierenerkrankungs-R

[2 in 1]

Eine Mischung aus zehn schmackhaften Rezepten zum Abnehmen, zum Ausgleich des PH-Wertes und zur Bewältigung Ihrer CKD [Renal Diet Cookbook, German Edition]

Lindo Chef

Marken in diesem Buch dienen nur der Verdeutlichung und gehören den Eigentümern selbst, die nicht mit diesem Dokument verbunden sind.

Inhaltsübersicht

NIERENDIÄT-KOCHBUCH

NIERENDIÄT-KOCHBUCH

NIERENDIÄT-KOCHBUCH

Der einfach zu befolgende Leitfaden für Anfänger mit den besten 48 natrium- und kaliumarmen Rezepten, die empfohlen werden, um eine Nierenerkrankung zu behandeln und zu vermeiden und ein gesundes Leben ohne Dialyse zu führen

Lindo Chef

Inhaltsverzeichnis

SCHLUSSFOLGERUNG

EINLEITUNG

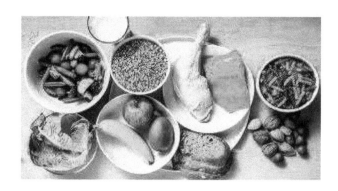

Chronische Nierenerkrankung, betrifft über dreißig Millionen Amerikaner. Nur ein kleiner Bruchteil derer, bei denen sie diagnostiziert wurde, wird jemals mit einer Nierentransplantation oder Dialyse konfrontiert werden. Seit mehr als fünfzig Jahren weiß man, dass die Ernährung einen großen Einfluss auf das Ergebnis von CKD-Patienten hat, indem sie das Fortschreiten der Erkrankung verlangsamt, das Auftreten der Symptome verzögert, das Risiko von Herz-Kreislauf-Problemen verringert und das innere Milieu des Körpers verbessert. Für diejenigen, die bereits an Herz-Kreislauf-Erkrankungen, Bluthochdruck, hohem Cholesterinspiegel oder Diabetes leiden, kann eine Umstellung der Ernährung viel dazu beitragen, die Funktion der Nieren zu stabilisieren und das Überleben zu verbessern.

Leider kann es für die meisten neu diagnostizierten CKD-Patienten eine Herausforderung sein, sich an die Nierendiät zu gewöhnen. Dies kann noch beängstigender sein, wenn ihnen bereits gesagt wurde, dass sie ihren Zuckerkonsum oder ihre Fette reduzieren sollen. Die Hauptfrage, die sich die meisten Menschen stellen, wenn sie mit einer Nierendiät konfrontiert werden, lautet: "Was kann ich bei all diesen Einschränkungen noch essen?" Sie haben Angst, dass sie langweilige und fade Lebensmittel essen müssen, was jede Diät unhaltbar und schwierig zu befolgen macht.

Dieses Buch soll genau dabei helfen. Der Umgang mit CKD erfordert Änderungen im Lebensstil, aber Sie sind nicht allein. Aber ohne zu wissen, was passieren kann, sind Angst, Beklemmung, Depression und Unsicherheit unter CKD-Patienten weit verbreitet. Viele haben vielleicht sogar das Gefühl, dass die Dialyse unvermeidlich ist, und Sie könnten sich fragen, ob es Ihre Zeit und Mühe wert ist. Nur einer von fünfzig Menschen mit der Diagnose CKD steht vor der Dialyse. Mit den richtigen Hilfsmitteln können Sie die Nierenerkrankung im Endstadium und die Dialyse hinauszögern und verhindern. Mit einfachen Managementstrategien können Sie ein erfülltes und produktives Leben führen.

KAPITEL 1: WAS IST EINE NIERENERKRANKUNG

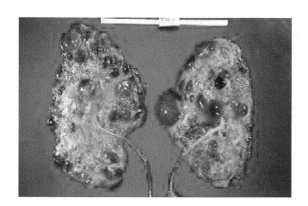

Es hört sich beängstigend an, wenn Sie die Diagnose einer chronischen Nierenerkrankung erhalten und Sie haben wahrscheinlich eine Menge Fragen. Diese Krankheit kann sehr gut behandelt werden. Es wird etwas Erkundung, Geduld und Zeit brauchen, um das große Ganze zu sehen. Ihr erster Schritt zum Umgang mit einer Nierenerkrankung ist, sie zu verstehen. Lassen Sie uns einen Blick darauf werfen, welche Rolle Ihre Nieren für Ihre Gesundheit spielen, wie Ihre Ernährung eine wichtige Rolle bei der Bewältigung von Nierenerkrankungen spielt und was passiert, wenn Sie eine Nierenerkrankung entwickeln.

Wenn bei Ihnen eine CKD diagnostiziert wurde, ist es hilfreich, sich mit dieser Krankheit zu beschäftigen und einige normale Symptome kennenzulernen. Eine einfache Definition ist ein allmählicher Verlust der Funktion Ihrer Nieren. Da unser Körper ständig Abfallstoffe produziert, spielen unsere Nieren eine große Rolle, um diese Giftstoffe zu entfernen und unser System ordnungsgemäß funktionieren zu lassen. Es werden Tests durchgeführt, um die Menge an Abfallstoffen in Ihrem Blut zu messen und herauszufinden, wie gut Ihre Nieren arbeiten. Ihr Arzt wird in der Lage sein, die Filtrationsrate Ihrer Nieren zu ermitteln und herauszufinden, in welchem Stadium der CKD Sie sich befinden.

Es gibt fünf Stadien, die zeigen, wie die Nieren funktionieren. In den frühen Stadien treten keine Symptome auf, und die Krankheit ist sehr einfach zu behandeln. Oftmals wird eine Nierenerkrankung erst im fortgeschrittenen Stadium entdeckt. Die meisten

Symptome treten erst dann auf, wenn sich die Giftstoffe im Körper durch die Schädigung der Nieren ansammeln. Dies geschieht meist in den späteren Stadien. Veränderungen beim Urinieren, Erbrechen, Übelkeit, Schwellungen und Juckreiz können durch die verminderte Fähigkeit, die Giftstoffe zu filtrieren, verursacht werden. Aus diesem Grund kann eine frühe Diagnose, die für einen positiven Ausgang entscheidend ist, erst später erfolgen, wenn die Krankheit bereits fortgeschritten ist.

Es gibt keine Heilung für CKD, aber Sie können diese Krankheit in den Griff bekommen. Änderungen Ihres Lebensstils und Ihrer Ernährung können das Fortschreiten der Krankheit verlangsamen und Ihnen helfen, Symptome zu vermeiden, die sich normalerweise erst später zeigen. Diese Änderungen des Lebensstils können Ihre gesamte Gesundheit verbessern und es Ihnen ermöglichen, andere Erkrankungen zu bewältigen. Sobald Sie damit beginnen, Änderungen an Ihren täglichen Ernährungsgewohnheiten vorzunehmen, werden Sie eine Verbesserung bei diesen Erkrankungen, einschließlich Diabetes und Bluthochdruck, feststellen.

Sie können ein glückliches, gesundes und langes Leben führen, wenn Sie die CKD in den Griff bekommen. Frühzeitige Veränderungen können das Fortschreiten dieser Krankheit um Jahre verlangsamen.

Wie die Nieren arbeiten

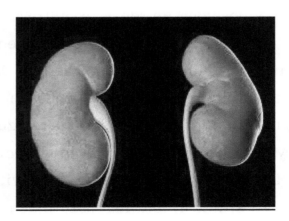

Unsere Nieren sind bohnenförmige Filter, die im Team arbeiten. Sie haben eine sehr wichtige Aufgabe, da sie unseren Körper stabil halten. Sie nutzen Signale aus dem Körper wie Blutdruck und Natriumgehalt, um uns hydriert und unseren Blutdruck stabil zu halten.

Wenn die Nieren nicht richtig funktionieren, gibt es zahlreiche Probleme, die auftreten können. Wenn die Filtration der Giftstoffe langsam wird, können sich diese schädlichen Chemikalien ansammeln und andere Reaktionen im Körper wie Erbrechen, Übelkeit und Hautausschläge verursachen. Wenn die Funktionen der Niere weiter abnehmen, kann auch ihre Fähigkeit, Wasser loszuwerden und Hormone freizusetzen, die den Blutdruck kontrollieren, beeinträchtigt werden. Es kann zu Symptomen wie Bluthochdruck oder Wassereinlagerungen in den Füßen kommen. Mit der Zeit kann eine verminderte Nierenfunktion zu langfristigen Gesundheitsproblemen wie Osteoporose oder Anämie führen.

Die Nieren arbeiten hart, deshalb müssen wir sie schützen. Sie können jeden Tag etwa 120 bis 150 Liter Blut filtern. Dabei entstehen zwischen 1 und 2 Liter Urin, die aus überschüssiger Flüssigkeit und Abfallprodukten bestehen.

Verursacht

Zustände wie Bluthochdruck und Diabetes werden mit Nierenerkrankungen in Verbindung gebracht und spielen eine Schlüsselrolle bei der Verringerung der Funktion dieser Organe. Schauen wir uns einige häufige Ursachen für CKD an und was Sie beachten müssen, wenn Sie mehr als eine der folgenden Bedingungen haben.

Diabetes

Diese Krankheit verändert, wie Ihr Körper Insulin verwendet und produziert. Dieses Hormon wird von der Bauchspeicheldrüse freigesetzt, die den Zucker aus dem Blut aufnimmt und ihn dann an andere Organe weiterleitet, die ihn benötigen, um richtig zu funktionieren. Wenn bei Ihnen Diabetes diagnostiziert wurde, besteht die Chance, dass Sie all diese Informationen bereits kennen und gelernt haben, wie Sie mit Medikamenten und Ernährung damit umgehen.

Wenn Ihr Diabetes unkontrolliert oder chronisch ist, kann er Ihre Nieren schädigen und ist ein Hauptfaktor für die Entwicklung von CKD. Diabetes ist die Hauptursache für eine Nierenerkrankung. Eine der Aufgaben der Nieren ist es, die Flüssigkeit im Körper zu filtern und den Abfall zusammen mit nicht benötigtem Wasser loszuwerden. Stellen Sie sich vor, dass diese Flüssigkeit 24 Stunden am Tag ständig durch die Nieren fließt.

Normale Filtersysteme sind stark genug, um den ganzen Druck zu bewältigen. Wenn sich große Zuckermoleküle im Blut befinden, kann dies den Druck, der auf den Filter ausgeübt wird, erhöhen und mit der Zeit wird er kaputt gehen.

Hypertonie/hoher Blutdruck

Dies kann zu Nierenschäden führen und durch eine Schädigung der Nieren verursacht werden. Die Blutgefäße transportieren das gesamte Blut durch den gesamten Körper. Allein dadurch wird Druck auf die Arterienwände ausgeübt. Wenn dieser Druck zu hoch wird, kann er die Gefäßwände beschädigen, insbesondere die kleinen Gefäße, wie sie in den Nieren zu finden sind. Die Blutgefäße, die durch die Nieren gehen, verändern während dieses Filtrationsprozesses Moleküle. Wenn diese Wände beschädigt werden, kann dies die Funktionsweise des Filtrationsprozesses beeinträchtigen und zu einer Schädigung der Nieren und damit zu CKD führen.

Die Hauptfunktion der Niere ist die Kontrolle des Blutdrucks durch die Produktion von Hormonen. Wenn die Nieren geschädigt werden, können sie diese Hormone nicht mehr regulieren, und Ihr Blutdruck kann ansteigen. Wenn Sie Schwierigkeiten haben, Ihren Bluthochdruck zu kontrollieren oder Ihren Blutdruck regulieren möchten, kann eine Anpassung Ihres Lebensstils und Ihrer Ernährung helfen. Viele Elemente einer nierenfreundlichen Ernährung können helfen, Ihren Bluthochdruck zu kontrollieren. Es ist wichtig, dies zu bedenken, wenn Sie herausfinden, welche Änderungen Sie zum Wohle Ihrer Gesundheit vornehmen möchten.

Behandlung der chronischen Nierenerkrankung

Um eine chronische Nierenerkrankung in den Griff zu bekommen, müssen Sie Ihren Lebensstil ändern, Ihre Ernährung anpassen und mit Ihren Ärzten zusammenarbeiten. Sie können Ihre Chancen auf bessere Ergebnisse erhöhen, indem Sie sich über die Krankheit informieren und alles über die Entscheidungen, die Sie treffen, herausfinden. Wissen ist Macht, also schnappen Sie sich alles, was Sie können. Dies gilt besonders, wenn Sie eine chronische Nierenerkrankung haben.

Diät

Zu lernen, wie man mit CKD isst, ist ein bisschen überwältigend, aber wie bei allem, was neu ist, wird es bald ein normaler Teil Ihres Lebens sein, über den Sie nicht mehr nachdenken müssen, wenn Sie anfangen, es zu praktizieren. Die grundlegende Richtlinie ist die Einschränkung von Phosphor, Kalium, Natrium, Eiweiß und manchmal auch von Flüssigkeit. Dies alles basiert auf den Ergebnissen Ihrer Blutuntersuchung. Ihr Arzt und Diätassistent kann einen Diätplan speziell für Ihre Bedürfnisse erstellen. Der Rest ist ganz Ihnen überlassen. Wie gut Sie die Einschränkungen bei der Ernährung einhalten, hat einen großen Einfluss darauf, wie schnell die Krankheit fortschreitet.

Lebensstil

Genau wie bei einer Diät spielen die Entscheidungen, die Sie im Leben treffen, eine große Rolle beim Umgang mit Ihrer CKD. Sich von Alkohol fernzuhalten, mit dem Rauchen aufzuhören, Stress zu reduzieren, Ihr Gewicht zu kontrollieren, genügend Schlaf zu bekommen und regelmäßig Sport zu treiben, sind alles gute Lebensgewohnheiten. Sie können Ihnen helfen, Ihr Risiko für chronische Krankheiten wie Bluthochdruck, Diabetes und Herzkrankheiten zu verringern oder zu kontrollieren. Lebensstilentscheidungen, die regelmäßig praktiziert werden, können einen großen Unterschied darin machen, wie Sie sich emotional und körperlich fühlen.

Gesundheitsteam

Die Verwaltung und Behandlung Ihrer chronischen Nierenerkrankung muss ein gutes Gesundheitsteam einbeziehen. Sie sollten einen Ernährungsberater, Sozialarbeiter, Krankenschwestern und einen Nierenarzt haben. Diese Personen verfügen alle über spezifische Fachkenntnisse. Wenn sie zusammenarbeiten, bilden sie ein professionelles Unterstützungssystem, das Sie bei Ihrer chronischen Nierenerkrankung anleitet und aufklärt. Gesundheitsfachkräfte, die Experten für Nierenversagen sind, werden Ihnen die besten Informationen geben. Stellen Sie sicher, dass sie zusammenarbeiten, um einen individuellen Plan für Ihre speziellen Bedürfnisse zu erstellen. Sie müssen Ihrem Team gegenüber ehrlich und offen sein, wie Sie sich fühlen und welche Entscheidungen Sie in Bezug auf Ihre Ernährung und Lebensweise treffen, damit sie Ihnen helfen können. Sie werden Sie nicht verurteilen, sondern Ihnen helfen, die richtigen Entscheidungen zu treffen, damit Sie Ihre CKD in den Griff bekommen.

Verlangsamung der Nierenerkrankung

Da Sie nun wissen, was CKD ist, lassen Sie uns einen Blick darauf werfen, wie Sie das Fortschreiten verlangsamen können. Diese Informationen geben Ihnen konkrete Schritte vor, die Sie tun können, um einen gesünderen Lebensstil und eine gesündere Ernährung zu entwickeln. Sie müssen einen offenen Geist bewahren und einen Schritt nach dem anderen machen. Eine positive Einstellung zu haben ist wichtig und die Art und Weise, wie Sie die Schritte angehen, wird bestimmen, wie Sie mit Ihrer Nierenerkrankung umgehen. Mit etwas Entschlossenheit und Willenskraft von Ihnen, werden Sie bald Ihr Schicksal und Ihre Gesundheit in die Hand nehmen.

1. Commit

Vielleicht fühlen Sie sich anfangs ein wenig überfordert, wenn Sie an diese Krankheit denken. Atmen Sie ein paar Mal tief durch. Alles wird gut werden, denn Sie haben das im Griff. Wie jede Veränderung im Leben wird auch die Schaffung neuer Gewohnheiten Zeit brauchen. Nehmen Sie einfach einen Tag nach dem anderen. Beginnen Sie, sich mental vorzubereiten, indem Sie sich sagen, dass Sie diese Krankheit kontrollieren können, indem Sie Ihren Lebensstil und Ihre Ernährung in den Griff bekommen.

Versprechen Sie sich selbst, dass Sie jeden Tag Ihr Bestes geben werden, um Ihren Lebensstil und Ihre Gewohnheiten zu ändern. Ihre Selbstverpflichtung und Ihre Motivation, dies durchzuziehen, werden Ihnen helfen, Ihre Nierenerkrankung in den Griff zu bekommen. Denken Sie daran: Je früher die Krankheit erkannt wird, desto besser können Sie sie behandeln. Es gibt ein Ziel für Ihre Behandlung: die Krankheit zu verlangsamen und zu verhindern, dass sie sich weiter verschlimmert. Das ist das Gute an einer Nierenerkrankung: Sie können sie selbst in die Hand nehmen, um sie in den Griff zu bekommen.

2. Kennen Sie Ihre Ernährungsbedürfnisse

Es gibt nicht den einen Diätplan, der für jeden Nierenkranken der Richtige ist. Was Sie essen können, wird sich mit der Zeit ändern. Es hängt alles davon ab, wie gut Ihre Nieren funktionieren und von Faktoren wie der Tatsache, dass Sie Diabetiker sind. Wenn Sie eng mit Ihrem Gesundheitsteam zusammenarbeiten und sich ständig weiterbilden, werden Sie in der Lage sein, gesunde Entscheidungen zu treffen, die zu Ihren Bedürfnissen passen. Sie können Ihre Krankheit managen und erfolgreich sein.

Hier sind einige grundlegende Richtlinien, die für jeden nützlich sind, der eine chronische Nierenerkrankung hat:

Protein

Eiweiß ist in pflanzlichen und tierischen Lebensmitteln enthalten. Protein ist ein Makronährstoff, der für einen gesunden Körper benötigt wird. Für Menschen, die eine chronische Nierenerkrankung haben, ist es nicht gut, zu viel davon zu haben. Wenn die Funktion der Nieren nachlässt, hat der Körper nicht die Fähigkeit, den Abfall loszuwerden, der entsteht, wenn Eiweiß abgebaut wird, und es beginnt sich im Blut anzusammeln. Die richtige Menge an Eiweiß hängt davon ab, in welchem Stadium sich Ihre Nierenerkrankung befindet, von Ihrer Körpergröße, Ihrem Appetit, dem Albuminspiegel und anderen Faktoren. Ein Ernährungsberater kann Ihnen helfen, Ihre tägliche Höchstmenge an Eiweiß zu ermitteln. Hier ist ein allgemeiner Richtwert, um Ihnen eine Vorstellung von der Menge an Protein zu geben, die Sie essen sollten: 37 bis 41 Gramm Eiweiß täglich.

Wenn bei Ihnen eine CKD diagnostiziert wurde und Sie rauchen, erhöhen Sie das Risiko, eine Nierenerkrankung im Endstadium zu entwickeln. Rauchen schädigt fast jedes Organ im Körper. Aufzuhören ist vielleicht das Wichtigste, was Sie für Ihren Körper tun können. Sprechen Sie mit Ihrem Arzt über Möglichkeiten, Ihnen beim Aufhören zu helfen.

Fette

Wenn Sie durch Zeiten gehen, in denen Sie einschränken müssen, was Sie essen, ist es gut zu wissen, dass die Möglichkeit, gesunde Fette zu essen, ein weiterer Makronährstoff ist, den Sie täglich zu sich nehmen müssen. Der Verzehr von gesunden Fetten stellt sicher, dass Sie alle essentiellen Fettsäuren erhalten, die Ihrem Körper in vielerlei Hinsicht helfen können. Mehrfach ungesättigte und einfach ungesättigte Fette sind beide ungesättigte Fette, aber sie sind gesunde Fette wegen ihrer Vorteile für das Herz wie die Verringerung von LDL, die Erhöhung von HDL und die Senkung des

Gesamtcholesterinspiegels. Die richtigen Fettarten können Entzündungen im Körper verringern und Ihre Niere vor weiteren Schäden schützen. Sie sollten versuchen, kleine Mengen dieser Fette in Ihre tägliche Ernährung aufzunehmen.

Kohlenhydrate

Kohlenhydrate sind ein weiterer Makronährstoff, den der Körper benötigt. Das ist, was der Körper für Energie verwendet. Sie geben dem Körper auch viele Mineralien, Ballaststoffe und Vitamine, die helfen, den Körper zu schützen. Der Körper braucht täglich 130 Gramm Kohlenhydrate für eine normale Funktion.

Natrium

Der Verzehr von zu viel Natrium macht Sie durstig. Dies kann zu erhöhtem Blutdruck und Schwellungen führen. Hoher Blutdruck zu haben, könnte die ohnehin schon ungesunden Nieren noch mehr schädigen. Weniger Natrium zu konsumieren, senkt den Blutdruck und könnte die chronische Nierenerkrankung verlangsamen. Die normale Empfehlung für jeden, der an CKD leidet, ist, die Natriumzufuhr bei etwa 2.000 mg täglich zu halten. Den besten Erfolg haben Sie, wenn Sie daran denken, dass es am besten ist, frisch zu essen. Natrium kann in allen eingelegten, gepökelten, gesalzenen oder verarbeiteten Lebensmitteln enthalten sein. Fast Food, Tiefkühlkost und Konserven können ebenfalls einen hohen Natriumgehalt aufweisen. Lebensmittel, die weniger verarbeitet sind, haben den geringsten Natriumgehalt. Wenn Sie Ihren Lebensstil nach dem Motto "frisch ist am besten" ändern möchten, werden Sie Ihrem Körper einen gesunden Schub geben.

Kalium

Kalium ist in vielen Getränken und Lebensmitteln enthalten. Es hat eine wichtige Funktion. Es reguliert den Herzschlag und hält die Muskeln funktionsfähig. Menschen, deren Nieren nicht gesund sind, müssen ihre Aufnahme von Lebensmitteln einschränken, die den Kaliumgehalt im Blut erhöhen. Es könnte den Wert auf gefährliche Werte erhöhen. Eine Diät, die Ihren Kaliumspiegel einschränkt, bedeutet, dass Sie etwa 2.000 Milligramm pro Tag essen sollten. Ihr Ernährungsberater oder Arzt kann Ihnen sagen, welche Menge an Kalium für Sie richtig wäre, basierend auf Ihren individuellen Bedürfnissen und Blutwerten.

Um die Anhäufung von Kalium zu verringern, müssen Sie wissen, welche Lebensmittel kaliumarm und kaliumreich sind. Auf diese Weise wissen Sie, bei welchen Lebensmitteln Sie vorsichtig sein müssen.

Phosphor

Gesunde Nieren können dem Körper helfen, Phosphor zu regulieren. Wenn Sie CKD haben, können Ihre Nieren überschüssigen Phosphor nicht entfernen oder loswerden. Dies führt zu hohen Phosphorwerten im Blut und veranlasst den Körper, Kalzium aus den Knochen zu ziehen. Dies wiederum führt zu brüchigen und schwachen Knochen. Ein erhöhter Kalzium- und Phosphorspiegel kann zu gefährlichen Mineralablagerungen in den Weichteilen des Körpers führen. Dies wird als Calciphylaxie bezeichnet.

Phosphor kommt natürlich in pflanzlichen und tierischen Proteinen und in größeren Mengen in verarbeiteten Lebensmitteln vor. Durch die Auswahl von Lebensmitteln, die wenig Phosphor enthalten, wird der Phosphorgehalt in Ihrem Körper sicher gehalten. Die wichtigste Regel, um unerwünschten Phosphor zu vermeiden, geht auf das Konzept "frisch ist am besten" zurück. Halten Sie sich grundsätzlich von allen verarbeiteten Lebensmitteln fern. Die normale Phosphoraufnahme für jeden, der CKD hat, muss etwa 800 bis 1.000 Milligramm täglich betragen.

Ergänzungen und Vitamine

Anstatt sich auf Nahrungsergänzungsmittel zu verlassen, müssen Sie eine ausgewogene Ernährung einhalten. Dies ist der beste Weg, um die Anzahl an Vitaminen zu erhalten, die Ihr Körper jeden Tag benötigt. Aufgrund der restriktiven CKD-Diät kann es schwierig sein, die notwendigen Nährstoffe und Vitamine zu erhalten, die Sie benötigen. Jeder, der an CKD leidet, hat einen höheren Bedarf an wasserlöslichen Vitaminen. Bestimmte Nierenergänzungsmittel werden benötigt, um die benötigten zusätzlichen wasserlöslichen Vitamine zu erhalten. Nierenvitamine könnten kleine Dosen von Vitamin C, Biotin, Pantothensäure, Niacin, Folsäure, Vitamine B12, B6, B2 und B1 sein.

Die Niere wandelt inaktives Vitamin D in aktives Vitamin D um, damit unser Körper es nutzen kann. Bei CKD verlieren die Nieren die Fähigkeit, dies zu tun. Ihr Arzt könnte Ihre Parathormon-, Phosphor- und Kalziumwerte überprüfen, um herauszufinden, ob Sie Ergänzungsmittel mit aktivem Vitamin D einnehmen müssen. Diese Art von Vitamin D ist verschreibungspflichtig.

Wenn Ihr Arzt Ihnen kein Nahrungsergänzungsmittel verschrieben hat, zögern Sie nicht, ihn zu fragen, ob Sie von einem profitieren würden. Um Ihre Gesundheit zu erhalten, sollten Sie nur Nahrungsergänzungsmittel verwenden, die von Ihrem Ernährungsberater oder Arzt genehmigt wurden.

Flüssigkeiten

Eine Hauptfunktion der Nieren ist die Regulierung des Flüssigkeitshaushalts im Körper. Bei vielen Menschen mit CKD müssen Sie Ihre Flüssigkeitszufuhr nicht einschränken, wenn Ihre Ausscheidung normal ist. Wenn die Krankheit fortschreitet, kommt es zu einer Abnahme der Ausscheidung und einer Zunahme der Retention. Wenn dies geschieht, wird eine Einschränkung der Flüssigkeitszufuhr notwendig. Sie müssen darauf achten, wie viel Flüssigkeit Sie abgeben. Informieren Sie Ihr medizinisches Team, wenn Sie bemerken, dass Ihre Flüssigkeitsabgabe abnimmt. Sie werden Ihnen sagen können, wie viel Flüssigkeit Sie täglich einschränken sollten, um einen gesunden Flüssigkeitsspiegel aufrechtzuerhalten und eine Überladung des Körpers mit Flüssigkeit sowie andere Komplikationen zu vermeiden, die mit einer zusätzlichen Flüssigkeitsansammlung einhergehen, wie z. B. kongestives Herzversagen, Lungenödem, Ödeme und Bluthochdruck.

3. Verstehen Sie Ihren Kalorienbedarf

Der Kalorienbedarf jeder Person ist anders und es spielt keine Rolle, ob sie CKD haben oder nicht. Wenn sie CKD haben, hilft es Ihrem Körper, die richtigen Lebensmittel auszuwählen und die richtige Menge an Kalorien zu essen. Kalorien geben uns die Energie, um täglich zu funktionieren. Sie können helfen, das Fortschreiten der Nierenerkrankung zu verlangsamen, ein gesundes Gewicht zu halten, den Verlust von Muskelmasse zu vermeiden und Infektionen vorzubeugen. Wenn Sie zu viele Kalorien zu sich nehmen, kann das zu einer Gewichtszunahme führen, und das kann Ihre Nieren stärker belasten. Es ist wichtig, dass Sie die richtige Menge an Kalorien zu sich nehmen. Die Kalorienmenge für eine Person mit CKD beträgt etwa 60 bis 70 Kalorien pro Pfund Körpergewicht. Wenn Sie etwa 150 Pfund wiegen, müssen Sie etwa 2.000 Kalorien pro Tag zu sich nehmen.

4. Lebensmitteletiketten lesen

Es braucht Zeit, um die Nierendiät zu erlernen und sie zu einem Teil Ihres Lebens zu machen. Zum Glück gibt es auf allen verpackten Lebensmitteln eine Nährwertkennzeichnung und eine Zutatenliste. Sie müssen diese Etiketten lesen, damit Sie die richtigen Lebensmittel für Ihre Ernährungsbedürfnisse auswählen können.

Die wichtigsten Inhaltsstoffe, auf die Sie auf den Etiketten achten müssen, sind Kalium, Phosphor, Natrium und Fett. Die Hersteller von Lebensmitteln sind gesetzlich verpflichtet, den Natrium- und Fettgehalt der Lebensmittel anzugeben. Sie sind nicht verpflichtet, Kalium oder Phosphor anzugeben. Es ist wichtig, diese Informationen an anderen Stellen wie dem Internet oder in Büchern zu finden.

5. Portionskontrolle

Wenn Sie eine Nierenerkrankung haben, ist es wichtig, Ihre Portionen zu kontrollieren. Das bedeutet nicht, dass Sie sich selbst hungern müssen. Es spielt keine Rolle, in welchem Stadium der CKD Sie sich befinden, aber maßvoll zu essen ist wichtig, um Ihre Nierengesundheit zu erhalten. Das Wichtigste ist, dass Sie sich nicht entbehrungsreich fühlen. Sie können viele verschiedene Lebensmittel genießen, solange sie nierenfreundlich sind und Sie sich nicht überessen. Wenn Sie Lebensmittel einschränken, die Ihrer Gesundheit schaden könnten, und darauf achten, was Sie essen, lernen Sie Portionskontrolle. Machen Sie es sich zur Gewohnheit, bestimmte Lebensmittel einzuschränken und in Maßen zu essen, wenn Sie eine Nierendiät durchführen. Es braucht nur einen informierten Spielplan, Entschlossenheit und Zeit.

Die Auswahl der richtigen Lebensmittel ist entscheidend für Ihre Nieren. Sie zählen darauf, dass Sie ihnen die richtigen Nährstoffe geben, damit sie optimal funktionieren können. Dazu gehören Mineralien, Vitamine, Fette, Kohlenhydrate und Eiweiß. Zu viel von einem davon könnte Ihrem Körper schaden und Ihre Nieren dazu bringen, härter zu arbeiten, um die Giftstoffe loszuwerden.

Eine Möglichkeit, die Portionskontrolle zu nutzen und die richtigen Lebensmittel auszuwählen, besteht darin, zu üben, Ihren Teller auszubalancieren. Sehen Sie Ihren Teller zur Hälfte mit Gemüse, zu einem Viertel mit Eiweiß und zum anderen Viertel mit Kohlenhydraten.

Es gibt eine ganze Menge an Informationen zu lernen und es wird einige Zeit dauern, sich diese zu merken. Das ist in Ordnung. Nehmen Sie sich etwas Zeit und lernen Sie fleißig. Ehe Sie sich versehen, werden Sie ein Experte sein. Sie werden Ihren Körper kennen und wissen, was er braucht, um zu gedeihen und Ihre Nieren gesund zu halten.

KAPITEL 2: URSACHEN VON NIERENERKRANKUNGEN

POLYCYSTIC KIDNEY DISEASE

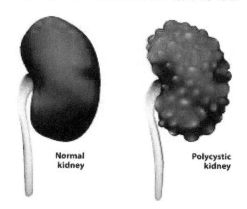

Normal kidney   Polycystic kidney

Die Hauptfunktion der Niere ist die Produktion von Urin durch die Filtration des überschüssigen Wassers aus Ihrem Blut. Um das ordnungsgemäße Funktionieren unseres Körpers zu gewährleisten, halten die Nieren das Niveau von Elektrolyten wie Kalium, Kalzium, Natrium und Phosphor aufrecht.

Außerdem produzieren Ihre Nieren Hormone, die den Blutdruck regulieren, rote Blutkörperchen produzieren und die Festigkeit Ihrer Knochen erhalten. Eine Nierenerkrankung verschlimmert sich allmählich und kann zu Nierenversagen führen. Wenn Sie von Nierenversagen betroffen sind, ist eine Nierentransplantation oder eine Dialyse erforderlich, um Sie gesund zu erhalten. Eine frühzeitige Erkennung hilft Ihnen, die notwendigen Anpassungen vorzunehmen, um Ihre Nierenfunktionen zu erhalten.

Wie häufig ist CKD?

In den Vereinigten Staaten ist CKD bei Erwachsenen weit verbreitet. Die amerikanischen Erwachsenen, die CKD haben, könnten mehr als 30 Millionen sein.

Bedingungen, die normalerweise zu CKD führen

Sie haben ein größeres Risiko, an einer Nierenerkrankung zu erkranken, wenn Sie

1. **Diabetes:** Die häufigste Ursache für CKD ist Diabetes. Diabetes ist auf einen Anstieg des Blutzuckerspiegels zurückzuführen, der dann zu einer Schädigung der Blutgefäße in Ihren Nieren führen kann. Von 3 Erwachsenen mit Diabetes ist es wahrscheinlich, dass 1 Person an CKD leiden würde.

2. **Bluthochdruck:** Die zweithäufigste Ursache für CKD ist Bluthochdruck. Bluthochdruck kann, wie auch Diabetes, Schäden in den Blutgefäßen Ihrer Nieren verursachen. Von 5 Erwachsenen mit Bluthochdruck hat 1 von ihnen möglicherweise CKD.

3. **Herzerkrankungen:** Studien haben einen Zusammenhang zwischen Nieren- und Herzerkrankungen entdeckt. Menschen, die eine Herzerkrankung haben, haben eine größere Chance, eine Nierenerkrankung zu entwickeln und Menschen mit einer Nierenerkrankung haben eine größere Chance, Herzerkrankungen zu entwickeln. Wissenschaftler führen umfangreiche Untersuchungen durch, um den Zusammenhang zwischen Herz- und Nierenerkrankungen vollständig zu verstehen.

4. **Familienanamnese von Nierenversagen:** Sie haben ein größeres Risiko, CKD zu entwickeln, wenn Ihr Vater, Ihre Mutter, Ihr Bruder oder Ihre Schwester an Nierenversagen leiden. Wenn Sie selbst nierenkrank sind, motivieren Sie Ihre Familie, sich testen zu lassen. Diskutieren Sie mit Ihrer Familie bei besonderen Familienanlässen mit Hilfe der Informationen aus dem Leitfaden für Familientreffen zur Gesundheit.

Beachten Sie, dass Ihr Risiko, eine Nierenerkrankung zu entwickeln, umso höher ist, je älter Sie werden. Sie haben ein höheres Risiko, eine Nierenerkrankung zu entwickeln, wenn Sie schon lange an einer Herzerkrankung, Diabetes oder Bluthochdruck leiden. Indianer, Hispanoamerikaner und Afroamerikaner haben ein höheres Risiko, eine CKD zu entwickeln. Das erhöhte Risiko ist vor allem auf eine erhöhte Rate von Bluthochdruck und Diabetes bei diesen Menschen zurückzuführen. Forscher untersuchen andere wahrscheinliche Ursachen für dieses höhere Risiko.

KAPITEL 3: NIERENDIÄT UND IHR NUTZEN

Eine Nierendiät ist eine Diät, die Menschen mit einer Nierenerkrankung helfen soll. Wenn Sie an einer Nierenerkrankung leiden, müssen Sie mehrere wichtige Nährstoffe überwachen und kontrollieren. Als solche müssen Menschen mit Nierenerkrankungen eine spezielle Diät befolgen, die ihnen hilft, diese Kriterien zu erfüllen. Sie alle müssen bestimmte Dinge in ihrer Ernährung reduzieren, wie Natrium, Kalium und Phosphor.

Der Grund, warum ein Nierenpatient sein Natrium überwachen muss, ist, dass zu viel davon schädlich sein kann. Das liegt daran, dass ihre Nieren bereits Probleme mit den Abfällen haben und sie nicht in der Lage sind, die zusätzliche Flüssigkeit und das Natrium im Körper auszuscheiden. Wenn sich beides im Gewebe und im Blutkreislauf ablagert, können folgende Symptome auftreten.

Hoher Blutdruck

Ödeme (diese befinden sich in den Händen, im Gesicht und in den Beinen)

erhöhter Durst

Herzinsuffizienz - weil die zusätzliche Flüssigkeit im Blutkreislauf Ihr Herz überlasten kann, wodurch es schwach und vergrößert wird.

Kurzatmigkeit, weil sich der Überschuss in Ihrer Lunge ansammelt. Dadurch haben Sie ein Bremsproblem.

Sie müssen auch das Kalium überwachen. Kalium trägt dazu bei, dass Ihr Herz regelmäßig schlägt und hilft Ihren Muskeln, so zu arbeiten, wie sie es sollen. Die Nieren helfen, die richtige Menge an Kalium in Ihrem Körper aufrechtzuerhalten, und sie scheiden die überschüssige Menge über den Urin aus. Wenn diese Organe nicht mehr richtig funktionieren und sie das überschüssige Kalium nicht loswerden können, sammelt es sich in Ihrem Körper an. Dies führt zu einem Zustand, der als Hyperkaliämie bekannt ist, und dieser Zustand ist dafür bekannt, dass er zu den folgenden Problemen führen kann.

Schwächung der Muskulatur

Langsamer Puls

Herzinfarkte

unregelmäßiger Herzschlag

Tod

Phosphor ist ein weiteres Mineral, das für die Aufrechterhaltung Ihrer Knochen und die Entwicklung des Bindegewebes und der Organe wichtig ist. Normal arbeitende Nieren können den Überschuss in Ihrem Blut entfernen, aber wenn Ihre Nierenfunktion beeinträchtigt ist, haben sie nicht mehr die Fähigkeit, dies zu tun. So können die hohen Werte das Kalzium aus Ihren Knochen herausziehen, was diese schwächt.

Dies führt auch zu Kalkablagerungen in den folgenden Bereichen Ihres Körpers und bringt diese auf ein unsicheres Niveau:

Ihre Augen

Ihre Lunge

Ihre Blutgefäße

Ihr Herz

KAPITEL 4: WAS MAN ESSEN UND WAS MAN VERMEIDEN SOLLTE

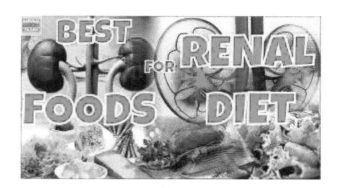

WAS ZU VERMEIDEN IST

Einige Getreidesorten

Haferflocken, Weizenvollkorn, Kekse, Pfannkuchen, Waffeln, Muffins, Kekse, Brezeln.

Einige Fleischsorten und Fisch

Wurstwaren, Lachs, Sardinen, Organfleisch.

Zu vermeidende Getränke

Cola, Softdrinks.

Vermeiden Sie Lebensmittel mit hohem Kaliumgehalt:

Bananen, Avocados, die meisten Fische, Kartoffeln, Spinat, Artischocken, Datteln, Orangen.

Vermeiden Sie Lebensmittel mit hohem Phosphorgehalt

Schmelzkäse, rotes Fleisch, Fast Food, Milch, Cola, Fischkonserven.

Natriumhaltige Lebensmittel meiden

Konserven, verarbeitete Lebensmittel, Soßen, Würzmittel, Sojasauce, Gewürze und Salz, die Ihren Lebensmitteln zugesetzt werden, vermeiden Sie verpacktes oder Delikatessenfleisch und kontrollieren Sie Ihre Portionen gut.

Begrenzen Sie den Verzehr der folgenden Lebensmittel:

Erdnussbutter, Nüsse im Allgemeinen, Bohnen, Samen, Butter oder Margarine.

WAS ZU ESSEN

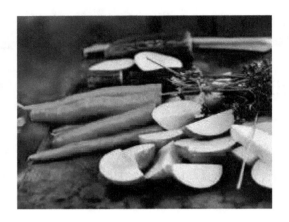

Getränke

Sie können die folgenden Getränke in Ihrer Nierendiät bevorzugen: etwas Wasser, Säfte auf Zitrusbasis, Wein, Cranberrysaft. Bitte konsultieren Sie Ihren Arzt, um die richtige Menge an Flüssigkeit zu erfahren, die Sie trinken sollten, abhängig von Ihrem Nierenzustand und den Behandlungen, denen Sie sich unterziehen. Vergessen Sie nicht, die in Suppen oder anderen flüssigen Gerichten enthaltenen Flüssigkeiten mit einzubeziehen.

Essen Sie reichlich Gemüse

Mais, Karotten, Kohlerbsen, Auberginen, Sellerie, Salat, Spargel, Bohnensprossen, rote Paprika, Zwiebeln, Knoblauch, Blumenkohl.

Wählen Sie zuckerarme Früchte

Cranberries, Äpfel, Kirschen, Brombeeren, Heidelbeeren, Mangos, Birnen, Pfirsiche, Trauben.

Andere

Bevorzugen Sie Olivenöl gegenüber anderen Ölen, Eiern, magerem Fleisch wie Geflügel, Rind- und Schweinefleisch, Koriander, Ingwer.

KAPITEL 5: ANTWORTEN AUF HÄUFIG GESTELLTE FRAGEN

Was sind die CKD-Komplikationen?

Fast jeder Teil Ihres Körpers kann von einer chronischen Nierenerkrankung betroffen sein. Ein paar der möglichen Komplikationen sind:

- Flüssigkeitsansammlungen, die zu Bluthochdruck, Lungenödemen (Flüssigkeitsansammlungen in der Lunge) oder Schwellungen in den Beinen und Armen führen können.

- Anämie

- Hyperkaliämie, d. h. ein abrupter Anstieg der Kaliumkonzentration in Ihrem Blut. Dies kann die Funktion Ihres Herzens beeinträchtigen und ist potenziell tödlich.

- Verminderung der Libido, verminderte Fruchtbarkeit oder erektile Dysfunktion.

- Herz-Kreislauf-Erkrankungen, die das Herz und die Blutgefäße betreffen.

- Erhöhte Anfälligkeit für Infektionen aufgrund einer verminderten Immunität.

- Verminderung der Knochenfestigkeit und höhere Anfälligkeit des Knochens.

- Nierenerkrankung im Endstadium, d. h. eine dauerhafte Schädigung der Nieren, die zum Überleben eine Nierentransplantation oder eine Dialyse erfordert.

- Schädigung des Zentralnervensystems, die die Konzentration beeinträchtigen und zu Krampfanfällen oder Persönlichkeitsveränderungen führen kann.

- Schwangerschaftskomplikationen, die zu Risiken für den wachsenden Fötus und die Mutter führen können.

- Perikarditis, die eine Entzündung des Herzbeutels ist - die sackartige Membran, die das Herz umschließt.

Was sind die Stadien der CKD?

Eine Veränderung der glomerulären Filtrationsrate (GFR) könnte ein Indikator für das Fortschreiten einer Nierenerkrankung sein. Großbritannien und viele andere Länder verwenden diese Methode, um das Stadium der Nierenerkrankung zu bestimmen.

Stufe 1: Normale GFR. Obwohl eine Nierenerkrankung festgestellt wurde.

Stadium 2: Die GFR beträgt weniger als 90 Milliliter, und es gibt Anzeichen für eine Nierenerkrankung

Stadium 3: Die GFR beträgt weniger als 60 Milliliter, unabhängig von der Feststellung von Anzeichen einer Nierenerkrankung.

Stadium 4: Die GFR beträgt weniger als 30 Milliliter, unabhängig von der Feststellung von Anzeichen einer Nierenerkrankung.

Stadium 5: Die GFR beträgt weniger als 15 Milliliter. Die Niere hat versagt. Bei den meisten Patienten mit chronischer Nierenerkrankung kommt es kaum zu einem Fortschreiten der Nierenerkrankung über das zweite Stadium hinaus.

Beachten Sie, dass die frühzeitige Diagnose einer Nierenerkrankung wichtig ist, um eine frühzeitige Behandlung zu gewährleisten und irreversible Schäden zu verhindern. Diabetiker sollten sich jährlich auf Mikroalbuminurie (das Vorhandensein kleinster Proteinmengen im Urin) testen lassen. Dieser Test hilft bei der Früherkennung der diabetischen Nephropathie, d. h. einer frühen Nierenschädigung, die durch Diabetes verursacht wird.

Wie beugt man CKD vor?

Um Ihr Risiko, eine Nierenerkrankung zu entwickeln, zu vermindern:

Befolgen Sie die Anweisungen auf den rezeptfreien Medikamenten: Wenn Sie rezeptfreie Schmerzmittel verwenden, lesen Sie die Anweisungen, die auf dem Etikett und der Verpackung stehen. Die Einnahme von zu vielen Schmerzmitteln sollte vermieden werden, da dies zu Nierenschäden führen kann. Sprechen Sie mit Ihrem Arzt, um herauszufinden, ob die Medikamente für Sie geeignet und sicher sind.

Halten Sie ein gesundes Gewicht: Wenn Sie derzeit ein gesundes Gewicht haben, versuchen Sie, es zu halten, indem Sie sich an mehr Tagen in der Woche körperlich betätigen. Wenn Sie jedoch Gewicht reduzieren müssen, konsultieren Sie Ihren Arzt, um die geeigneten Schritte zur Gewichtsreduzierung zu erlernen. Normalerweise erfordert dies eine Erhöhung der täglichen körperlichen Aktivität und eine Verlangsamung der Kalorienzufuhr.

Rauchen Sie nicht: Das Rauchen von Zigaretten kann Ihre Niere schädigen und dazu führen, dass sich Ihre bereits geschädigte Niere weiter verschlechtert. Wenn Sie Raucher sind, sprechen Sie mit Ihrem Arzt darüber, was Sie tun müssen, um das Rauchen aufzugeben. Denken Sie daran, dass Selbsthilfegruppen, Beratungen und Medikamente Ihnen helfen können, mit dem Rauchen aufzuhören.

Verwalten Sie Ihre medizinischen Bedingungen mit der Hilfe Ihres Arztes: Falls Sie einige Krankheiten haben oder anfällig für das Risiko einer Nierenerkrankung sind, halten Sie sich an Ihren Arzt, der Ihnen helfen wird, diese zu kontrollieren. Informieren Sie sich bei Ihrem Arzt über die Tests und Symptome, auf die Sie achten müssen, um das Ausmaß Ihrer Nierenschädigung zu erkennen.

Wie behandelt man CKD?

In der Zwischenzeit gibt es keine Heilung für eine langwierige Nierenerkrankung. Aber einige Therapien können helfen, die Anzeichen und Symptome zu kontrollieren, das Fortschreiten der Krankheit zu verlangsamen und die Gefahr von Komplikationen zu verringern. Patienten mit einer langwierigen Nierenerkrankung müssen normalerweise größere Dosen von Medikamenten einnehmen.

KAPITEL 6: BESTE RATSCHLÄGE ZUR VERMEIDUNG DER DIALYSE

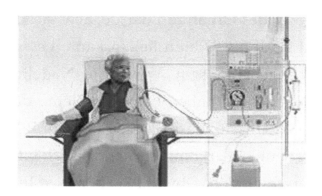

Eine Hämodialysebehandlung dauert unterschiedlich lange, weil sie von verschiedenen Aspekten abhängt. Ein paar Beispiele für Dinge, die die Zeit beeinflussen können, sind, wie gut Ihre Nieren arbeiten, die Abfälle und die Menge, die Sie in Ihrem Körper haben, wie groß Sie sind oder die Art der künstlichen Niere, die bei Ihnen verwendet wird.

Normalerweise dauert es jedoch ein paar Stunden und wird ein paar Mal pro Woche durchgeführt. Wenn Sie eine High-Flux-Dialyse verwenden, kann sie auch weniger Zeit in Anspruch nehmen. Die andere Form der Dialyse wird Peritonealdialyse genannt. Bei dieser Form der Behandlung wird Ihr Blut im Inneren Ihres Körpers gereinigt. Dazu wird Ihnen in einem chirurgischen Eingriff ein Katheter in den Bauchraum gelegt, um einen Zugang zu legen.

Während dieser Art der Behandlung wird der Bereich durch den Katheter langsam mit Dialysat gefüllt und das hilft Ihnen, weil das Blut in den Arterien und Venen bleibt, die diesen Hohlraum auskleiden, so dass die überschüssige Flüssigkeit und der Abfall aus Ihrem Blut in das Dialysat gezogen werden, das durch den Katheter gefüllt wird. Es gibt zwei verschiedene Formen dieser Dialyse. Es gibt die so genannte CAPD, die ohne Maschinen durchgeführt wird. Das machen Sie selbst 5 Mal am Tag. Der Beutel mit der Dialysierflüssigkeit wird durch den Katheter in den Hohlraum gefüllt und verbleibt dort für ca. 5 Stunden, bevor die Flüssigkeit wieder in den Beutel zurückfließt und Sie den Beutel dann wegwerfen. Die APD ist die andere Form und sie wird mit einer Maschine durchgeführt, die Cycler genannt wird. Jeder Zyklus dauert etwa 90 Minuten und die so genannten Wechsel werden nachts durchgeführt, wenn Sie schlafen.

Es ist wichtig zu wissen, dass die Dialyse diese Krankheit nicht heilen kann. Sie kann die Arbeit erledigen, die ein gesundes Organ tun würde, aber sie kann diese Krankheit nicht vollständig lösen. Obwohl sie Ihren Nieren helfen kann, besser zu werden, ist sie kein Allheilmittel. Es kann unangenehm sein, wenn die Nadeln in die Fistel gestochen werden, aber die meisten Patienten haben keine Probleme damit. Die Behandlung an sich ist schmerzlos, aber es kann sein, dass Sie sich unwohl fühlen, wenn der Blutdruck abfällt, was bei einigen Patienten vorkommen kann. Bei häufigen Behandlungen wird dies jedoch mit der Zeit verschwinden. Obwohl Sie den Rest Ihres Lebens an der Dialyse verbringen können, hängt die Lebenserwartung an der Dialyse von verschiedenen Dingen ab, es sei denn, eine Nierentransplantation ist in Ihrer Zukunft. Die Lebenserwartung an der Dialyse hängt von verschiedenen Faktoren ab: Sie kann von Ihren anderen Erkrankungen abhängen und davon, wie gut Sie sich an den Behandlungsplan halten. Manche können 2 oder 3 Jahrzehnte an der Dialyse leben, andere haben vielleicht 5 bis 10. Die Dialyse kann teuer sein, aber die Bundesregierung übernimmt 80 % der Kosten für die Patienten. Eine weitere Tatsache ist, dass die meisten Menschen in der Lage sind, ein normales Leben zu führen.

Nachdem wir nun besprochen haben, was eine Dialyse ist, lassen Sie uns darüber sprechen, wie man sie vermeiden kann. Sie können den Beginn der Dialyse verzögern, indem Sie sich richtig ernähren und Übergewicht abbauen. Sie sollten auch das Rauchen vermeiden. Dies ist eine wichtige Sache, die Sie tun können, um Ihrem Körper zu helfen. Außerdem sollten Sie Ihren Blutdruck und Ihren Diabetes kontrollieren. Junk Food ist ein Grundnahrungsmittel in der Ernährung von Patienten, aber Sie müssen überschüssiges Salz in Ihrer Ernährung vermeiden und sicherstellen, dass Sie sich gesund ernähren.

Es ist auch wichtig, dass Sie eine Krankenversicherung haben, damit Sie sich regelmäßig von Ihrem Arzt untersuchen lassen können und dass Sie mit Ihrem Gesundheitsteam sprechen. Sie werden helfen, sicherzustellen, dass Sie keine Nierenprobleme haben oder wenn Sie Nierenprobleme haben, um sicherzustellen, dass Sie ihre Anweisungen perfekt befolgen, so dass Sie nicht zur Dialyse müssen. Unabhängig davon, wie eine Person eine chronische Nierenerkrankung entwickelt, gibt es immer noch Maßnahmen, die Sie ergreifen können, um die Notwendigkeit einer Dialyse zu verlängern. Je gesünder Sie sind, desto länger werden Ihre Nieren in der Lage sein, richtig zu funktionieren, aber da jeder Nierenzustand einzigartig ist, müssen Sie trotzdem mit Ihrem Arzt sprechen und sicherstellen, dass er Ihnen auch einige hilfreiche Tipps geben kann, um zu vermeiden, dass Sie eine Dialyse verwenden müssen.

KAPITEL 7: REZEPTE

FRÜHSTÜCKSREZEPTE

Pochierte Eier mit Butter

Portionen: 2

Gesamtzeit: 15 Minuten

Kalorien: 261

Eiweiß: 14 g

Natrium: 164 mg

Kalium: 173 mg

Phosphor: 226 mg

Inhaltsstoffe und Menge

- Pfeffer, nach Geschmack

- Essig

- 4 Eier

- 1 Esslöffel gehackter Koriander

- 2 Esslöffel ungesalzene Butter

- **1 Esslöffel gehackte Petersilie**

Richtung

1. Stellen Sie eine Pfanne auf niedrige Hitze und schmelzen Sie die Butter.

2. Fügen Sie den Koriander und die Petersilie hinzu. Lassen Sie dies etwa 1 Minute lang unter ständigem Rühren kochen.

3. Stellen Sie es vom Herd und gießen Sie es in eine kleine Schüssel.

4. Fügen Sie in einem kleinen Topf 3 Zoll Wasser hinzu und lassen Sie dieses zum Köcheln kommen. Fügen Sie einen Spritzer Essig hinzu.

5. Schlagen Sie eines der Eier in eine kleine Schüssel auf. Verwirbeln Sie das Wasser mit einem Löffel, um einen Strudel zu erzeugen, und gießen Sie das Wasser dann langsam ein.

6. Helfen Sie mit Ihrem Löffel, das Eiweiß über das Eigelb zu ziehen. Wiederholen Sie dies für den Rest der Eier.

7. Lassen Sie sie etwa 4 bis 7 Minuten kochen, je nachdem, wie Sie das Eigelb haben möchten.

8. Nehmen Sie die Eier mit einem Schaumlöffel heraus und lassen Sie sie eine Minute lang abtropfen.

9. Servieren Sie die Eier mit einem Esslöffel der Kräuterbutter und einer Prise Pfeffer. Genießen Sie!

Frühstück Tacos

Portionen: 4

Gesamtzeit: 15 Minuten

Kalorien: 210

Eiweiß: 9 g

Natrium: 364 mg

Kalium: 141 mg

Phosphor: 120 mg

Inhaltsstoffe und Menge

- 1/4 Tasse Tomatensalsa

- 4 Tortillas

- Rote Paprikaflocken

- 1/2 Teelöffel gemahlener Kreuzkümmel

- 4 Eier

- 1/2 Teelöffel gehackter Knoblauch

- 1/2 gehackte Paprika

- 1/2 gehackte süße Zwiebel

- **1 Teelöffel Olivenöl**

Richtung

1. Erhitzen Sie das Öl in einer großen Pfanne bei mittlerer Hitze.

2. Geben Sie den Knoblauch, die Paprika und die Zwiebel in die Pfanne und kochen Sie sie, bis sie weich sind. Dies dauert etwa 5 Minuten.

3. Fügen Sie die roten Paprikaflocken, den Kreuzkümmel und die Eier hinzu.

4. Verrühren Sie die Eier zusammen mit dem Gemüse, bis sie nach Ihrem Geschmack gegart sind.

5. Verteilen Sie die Eier gleichmäßig auf die 4 Tortillas.

6. Geben Sie jeweils 1 Esslöffel Salsa darüber. Servieren und genießen!

Grapefruit in gebratenem Honig

Portionen: 2

Gesamtzeit: 10 Minuten

Kalorien: 6

Eiweiß: 1 g

Natrium: 1 mg

Kalium: 175 mg

Phosphor: 1 mg

Inhaltsstoffe und Menge

- 1 Grapefruit

- 2 Teelöffel Honig

- **1/4 Teelöffel Zimt**

Richtung

1. Heizen Sie den Broiler auf 150 Grad vor.

2. Halbieren Sie Ihre Grapefruit und schneiden Sie sie in Form eines Halbkreises

3. Beträufeln Sie die Oberseite jeder Grapefruit mit Honig und 1/8 Teelöffel Zimt

4. Grillen Sie es 6 Minuten lang, bis es anfängt, braun zu werden, und servieren Sie es heiß. Genießen Sie es!

Hash Brown Omelette

Portionen: 2

Gesamtzeit: 15 Minuten

Kalorien: 225

Eiweiß: 15 g

Natrium: 180 mg

Kalium: 305 mg

Phosphor: 128 mg

Inhaltsstoffe und Menge

- 2 Esslöffel gewürfelte Zwiebel

- 1 Teelöffel Rapsöl

- 2 Esslöffel geraspeltes Rösti

- 2 Esslöffel gewürfelte frische grüne Paprika

- 1 Ei

- 2 Esslöffel Sojamilch

- 2 Eiweiß

- **2 Stück Petersilie**

Richtung

1. Erhitzen Sie das Öl bei mittlerer Hitze und fügen Sie die gewürfelten Zwiebelstücke und den grünen Pfeffer hinzu und braten Sie sie 2 Minuten lang.

2. Fügen Sie Hash Brown hinzu und kochen Sie es oder erhitzen Sie es (falls nicht gefroren) für 5 Minuten.

3. In der Zwischenzeit schlagen Sie die Eier mit Sojamilch auf und fügen Sie milchfreie Sahne hinzu.

4. Geben Sie die Eier in eine Pfanne und kochen Sie sie für ein Omelett, bis es fertig und fest ist. Legen Sie den Hash Brown in der Mitte auf das Omelett und rollen Sie es auf einem Teller ein.

5. Petersilie und Gewürze hinzufügen. Servieren und genießen!

Omelett mit Apfel und Zwiebel

Portionen: 2

Gesamtzeit: 20 Minuten

Kalorien: 284

Eiweiß: 13 g

Natrium: 165 mg

Kalium: 340 mg

Phosphor: 23 mg

Inhaltsstoffe und Menge

- 3 Eier

- 1 Esslöffel Wasser

- 1 Esslöffel Butter

- 1 Apfel

- 1/4 Tasse fettarme Milch

- 1/8 Esslöffel schwarzer Pfeffer

- 2 kleine Löffel Cheddar-Käse

- **3/4 Tasse süße Zwiebel**

Richtung

1. Schälen Sie den Apfel und schneiden Sie sowohl Apfel als auch Zwiebel in dünne Scheiben

2. Heizen Sie den Ofen auf 400° F (das sind etwa 200°C) vor

3. Bereiten Sie eine kleine Schüssel vor und geben Sie beides hinein: Wasser, Eier mit Milch, Pfeffer, und lassen Sie es dort stehen.

4. Schmelzen Sie die Butter bei mittlerer Hitze. Apfel und Zwiebel hinzugeben und ca. 5 - 6 Minuten warten, bis die Zwiebel glasig wird.

5. Verteilen Sie die Zwiebel-Apfel-Mischung in der Schüssel und geben Sie die Eiermischung bei mittlerer Hitze darüber, bis die Ränder fest werden. Dann Cheddar darüber geben und die Pfanne für etwa 10 Minuten in den Ofen stellen.

6. Teilen Sie das Omelett in zwei Teile, legen Sie es auf einen Teller und servieren Sie es sofort. Genießen!

Roll Up Burrito

Portionen: 2

Gesamtzeit: 20 Minuten

Kalorien: 366

Eiweiß: 18 g

Natrium: 590 mg

Kalium: 245 mg

Phosphor: 300 mg

Inhaltsstoffe und Menge

- 4 Eier

- 3 Esslöffel grüne Chilis

- 1/2 Teelöffel Pfeffersauce

- 1/4 Teelöffel gemahlener Kreuzkümmel

- 2 Mehltortillas in Burrito-Größe

- **Antihaft-Kochspray**

Richtung

1. Geben Sie das Antihaft-Kochspray in eine Pfanne und erhitzen Sie es bei mittlerer Hitze.

2. Eier mit grünen Chilis, Kreuzkümmel und scharfer Pfeffersauce verquirlen.

3. Geben Sie die Eier in die Pfanne und kochen Sie sie für 2 Minuten.

4. Erhitzen Sie Tortillas in einer Pfanne bei mittlerer Hitze.

5. Die Hälfte der Eiermischung auf jede Tortilla geben und aufrollen. Servieren und genießen!

Vanille-Waffeln

Portionen: 2

Gesamtzeit: 15 Minuten

Kalorien: 367

Eiweiß: 8 g

Natrium: 200 mg

Kalium: 150 mg

Phosphor: 120 mg

Inhaltsstoffe und Menge

- 2 Eier

- 2 Gläser Kuchenmehl

- 3/4 Glas fettarme Milch

- 3/4 Teelöffel Backpulver

- 3/4 Tasse saure Sahne

- 6 Esslöffel Puderzucker

- 4 Esslöffel ungesalzene Butter

- 2 Teelöffel Vanilleextrakt

- **2 Esslöffel Kristallzucker**

Richtung

1. Heizen Sie das Waffeleisen auf.

2. Setzen Sie das Kuchenmehl und das Backpulver zusammen.

3. Trennen Sie Eiweiß und Eigelb. Eigelb, saure Sahne, Milch und Vanille miteinander verrühren.

4. Schmelzen Sie die Butter und geben Sie sie in die saure Sahne-Mischung.

5. In einer anderen Tasse schlagen Sie das Eiweiß mit einem Handrührgerät auf mittlerer Stufe, bis sich weiche Spitzen bilden, und fügen Sie den Kristallzucker dem Eiweiß hinzu, wobei Sie noch 3 oder 4 Minuten lang schlagen, bis sich steife Spitzen bilden.

6. Schlagen Sie die Saure-Sahne-Mischung in die Mehlmischung, bis sie sich verbinden, und fügen Sie dann den Eischnee hinzu, um alles zu glätten.

7. Den Teig in das Waffeleisen geben, schließen und ca. 3-4 Minuten garen.

8. Servieren Sie die Waffeln mit Puderzucker darauf oder belegen Sie sie mit frischen Beeren, Marmelade, Sirup oder Schlagsahne. Genießen Sie!

Joghurt-Fantasie

Portionen: 2

Gesamtzeit: 15 Minuten

Kalorien: 185

Eiweiß: 28 g

Natrium: 122 mg

Kalium: 334 mg

Phosphor: 215 mg

Inhaltsstoffe und Menge

- Griechischer Joghurt

- 1 Löffel Vanille-Molkenproteinpulver

- **1/2 Tasse Heidelbeeren**

Richtung

1. Geben Sie das Proteinpulver langsam in den Joghurt und mischen Sie es nach jeder Zugabe. Mischen Sie nicht alles auf einmal, sonst kann es klumpig werden.

2. Waschen Sie die Heidelbeeren und trocknen Sie sie.

3. Auf die Joghurtmischung legen. Servieren und genießen!

Quiche mit Feta und Paprika

Portionen: 5

Gesamtzeit: 30 Minuten

Kalorien: 172

Eiweiß: 8 g

Natrium: 154 mg

Kalium: 122 mg

Phosphor: 120 mg

Inhaltsstoffe und Menge

- Pfeffer, nach Geschmack

- 2 Esslöffel gehacktes Basilikum

- 1/4 Tasse natriumarmer Feta-Käse

- 1/4 Tasse glattes Mehl

- 4 Eier

- 1 Tasse ungesüßte Reismilch

- 1 gehackte Paprika

- 1 Teelöffel gehackter Knoblauch

- 1 kleine gehackte süße Zwiebel

- **1 Teelöffel Olivenöl plus mehr**

Richtung

1. Heizen Sie Ihren Ofen auf 400 F. Pinseln Sie eine 9-Zoll-Kuchenform mit etwas Olivenöl ein.

2. Erhitzen Sie das Öl in einer Pfanne bei mittlerer Hitze.

3. Kochen Sie die Zwiebel und den Knoblauch, bis sie weich werden.

4. Paprika hinzugeben und weitere 3 Minuten kochen.

5. Legen Sie das Gemüse in die mit Olivenöl bepinselte Kuchenplatte.

6. Geben Sie die Eier, das Mehl und die Reismilch in eine mittelgroße Schüssel und verrühren Sie sie, bis sie glatt sind.

7. Fügen Sie das Basilikum und den Feta hinzu und bestreuen Sie es mit Pfeffer. Gut umrühren, um sie zu kombinieren.

8. Gießen Sie die Eier über das Gemüse in der Kuchenplatte.

9. Backen, bis die Ränder goldbraun sind und die Mitte gerade fest ist. Dies sollte etwa 20 Minuten dauern.

10. Dies kann kalt, bei Zimmertemperatur oder heiß serviert werden. Genießen Sie es!

Kürbis-Apfel-Muffins

Portionen: 12

Gesamtzeit: 25 Minuten

Kalorien: 125

Eiweiß: 2 g

Natrium: 8 mg

Kalium: 177 mg

Phosphor: 120 mg

Inhaltsstoffe und Menge

- 1/2 Tasse gewürfelter, entkernter und geschälter Apfel

- 1 Teelöffel Vanille

- 1 Ei

- 1/4 Tasse Olivenöl

- 1/4 Tasse Honig

- 1 Tasse Kürbispüree

- 2 Teelöffel Phosphor=freies Backpulver

- 1 Tasse Weizenkleie

- **1 Tasse normales Mehl**

Richtung

1. Heizen Sie den Ofen auf 350 F vor. Nehmen Sie eine Muffinform und legen Sie eine Papiereinlage in jede Tasse.

2. Geben Sie Backpulver, Weizenkleie und Mehl in eine mittelgroße Schüssel. Rühren Sie es gut durch.

3. Geben Sie die Vanille, das Ei, das Olivenöl, den Honig und den Kürbis in eine kleine Schüssel und vermengen Sie sie.

4. Mischen Sie die Kürbismischung unter die trockenen Zutaten.

5. Fügen Sie den Apfel hinzu und rühren Sie, um ihn zu kombinieren.

6. Löffeln Sie den Teig in die Muffin-Papiere. Nicht überfüllen.

7. Backen Sie für 20 Minuten. Nach dem Backen einen Zahnstocher in die Mitte stecken. Wenn er sauber herauskommt, sind sie fertig. Servieren und genießen!

Brotpudding mit Heidelbeeren

Portionen: 6

Gesamtzeit: 25 Minuten

Kalorien: 382

Eiweiß: 11 g

Natrium: 378 mg

Kalium: 170 mg

Phosphor: 120 mg

Inhaltsstoffe und Menge

- 2 Tassen Heidelbeeren

- 6 Tassen Sauerteigbrotwürfel

- 1/2 Teelöffel gemahlener Zimt

- 2 Teelöffel Vanille

- 3 Eier

- 1/2 Tasse Honig

- **3 Tassen ungesüßte Reismilch**

Richtung

1. Heizen Sie Ihren Ofen auf 350 F vor.

2. Geben Sie Zimt, Vanille, Eier, Honig und Reismilch in eine große Schüssel, bis alles gut vermengt ist.

3. Geben Sie die Brotwürfel hinein. Lassen Sie das Brot 30 Minuten lang einweichen.

4. Geben Sie die Blaubeeren hinzu. Gut umrühren, um sie zu kombinieren. Gießen Sie den Teig in eine 13 x 9 große Auflaufform.

5. Backen Sie 35 Minuten lang. Prüfen Sie, ob er fertig ist, indem Sie mit einem Zahnstocher in die Mitte stechen und er sauber herauskommt. Servieren und genießen!

Zitrus-Heidelbeer-Muffins

Portionen: 12

Gesamtzeit: 25 Minuten

Kalorien: 252

Eiweiß: 4 g

Natrium: 26 mg

Kalium: 107 mg

Phosphor: 79 mg

Inhaltsstoffe und Menge

- 2 Tassen Heidelbeeren

- 2 Teelöffel phosphorfreies Backpulver

- 1 Teelöffel Limettenschale

- 2 Tassen normales Mehl

- 1/2 Tasse leichte saure Sahne

- 1 Teelöffel Zitronenschale

- 1 Tasse ungesüßte Reismilch

- 2 Eier

- 1 Tasse Zucker

- **1/2 Tasse geschmolzenes Kokosnussöl**

Richtung

1. Heizen Sie den Ofen auf 400 F vor. Nehmen Sie eine Muffinform und legen Sie Papiereinlagen in jede Tasse.

2. Geben Sie den Zucker und das Kokosnussöl in eine mittelgroße Schüssel. Schlagen Sie sie mit einem Handmixer schaumig.

3. Saure Sahne, Reismilch und Eier einrühren.

4. Kratzen Sie und mischen Sie weiter, bis alles gut vermischt ist.

5. Geben Sie Backpulver, Limettenschale, Zitronenschale und Mehl in eine kleine Schüssel. Rühren Sie es zusammen, um es zu kombinieren.

6. Mischen Sie die Mehlmischung mit den Eiern, bis sie gerade zusammenkommt. Geben Sie die Blaubeeren hinzu und rühren Sie erneut.

7. Löffel in vorbereitete Muffin-Papiere geben. Nicht überfüllen.

8. In den vorgeheizten Ofen schieben und 25 Minuten backen.

9. Prüfen Sie, ob ein Zahnstocher sauber herauskommt, wenn er in die Muffins gesteckt wird. Servieren und genießen!

Haferflocken-Pfannkuchen

Portionen: 4

Gesamtzeit: 10 Minuten

Kalorien: 195

Eiweiß: 6 g

Natrium: 60 mg

Kalium: 92 mg

Phosphor: 109 mg

Inhaltsstoffe und Menge

- 1 Esslöffel ungesalzene Butter, geteilt

- 1 Ei

- 1/2 Tasse ungesüßte Reismilch

- Gemahlener Zimt, nach Geschmack

- 1/4 Tasse Haferflocken

- **1 Tasse normales Mehl**

Richtung

1. Geben Sie Zimt, Haferflocken und Mehl in eine mittelgroße Schüssel und rühren Sie gut um, um sie zu kombinieren.

2. Geben Sie das Ei und die Milch in die gleiche Schüssel. Verquirlen Sie sie.

3. Fügen Sie dies der Mehlmischung hinzu und verquirlen Sie es gut, um es zu kombinieren.

4. Schmelzen Sie die Butter in einer großen Pfanne bei mittlerer Hitze.

5. Nehmen Sie 0,25 Tassen des Teigs und gießen Sie ihn in die Pfanne.

6. Kochen Sie den Pfannkuchen, bis die Ränder fest sind und sich Blasen an der Oberfläche bilden. Dies sollte etwa 3 Minuten dauern.

7. Drehen Sie den Pfannkuchen um und backen Sie ihn auf dieser Seite goldbraun. Dies dauert etwa 2 weitere Minuten.

8. Mit dem Rest des Teigs fortfahren, bis er vollständig verbraucht ist. Nach Bedarf Butter in die Pfanne geben.

9. Pfannkuchen heiß servieren. Genießen Sie!

Spargel Frittata

Portionen: 2

Gesamtzeit: 30 Minuten

Kalorien: 102

Eiweiß: 6 g

Natrium: 46 mg

Kalium: 248 mg

Phosphor: 103 mg

Inhaltsstoffe und Menge

- 1/4 Tasse gehackte Petersilie

- 1/2 Teelöffel Zwiebelpulver

- 4 Eier

- Pfeffer, nach Geschmack

- 2 Teelöffel EVOO, geteilt

- **10 mittlere abgeschnittene Spargelstangen**

Richtung

1. Stellen Sie zunächst den Ofen auf 450 F. Schwenken Sie die Spargelstangen mit einem Teelöffel Öl und würzen Sie sie mit etwas Pfeffer.

2. Legen Sie diese auf einem Backblech aus und backen Sie sie 20 Minuten lang. Rühren Sie die Spieße gelegentlich um und lassen Sie sie garen, bis sie zart und gebräunt sind.

3. Verquirlen Sie die Eier zusammen mit der Petersilie und dem Zwiebelpulver. Nach Geschmack Pfeffer hinzufügen.

4. Schneiden Sie den Spargel in 1-Zoll-Stücke und legen Sie sie auf den Boden einer mittelgroßen Pfanne.

5. Das restliche Öl einträufeln und die Pfanne schütteln, damit sich alles verteilt.

6. Gießen Sie die Eimischung über den Spargel und garen Sie ihn bei mittlerer Hitze.

7. Wenn die Eier unten fest und oben fast fest sind, stellen Sie einen Teller hin und drehen Sie die Pfanne um, so dass die Frittata auf dem Teller liegt, und schieben Sie die Frittata dann vorsichtig zurück in die Pfanne, um sie auf der anderen Seite zu garen.

8. Lassen Sie dies noch 30 Sekunden weiter kochen, oder bis es fest wird. Servieren und genießen!

Brokkoli-Basilikum-Quiche

Portionen: 8

Gesamtzeit: 60 Minuten

Kalorien: 160

Eiweiß: 6 g

Natrium: 259 mg

Kalium: 173 mg

Phosphor: 101 mg

Inhaltsstoffe und Menge

- Pfeffer, nach Geschmack

- 1 Esslöffel Allzweckmehl

- Gehackte Knoblauchzehe, nach Geschmack

- 1/2 Tasse zerkrümelter Feta

- 1 Tasse ungesüßte Reismilch

- 2 Esslöffel gehacktes Basilikum

- 3 Eier, verquirlt

- 2 gehackte Frühlingszwiebeln

- Gehackte Tomate, nach Geschmack

- 2 Tassen fein gehackter Brokkoli

- **1 tiefgekühlte Kuchenkruste**

Richtung

1. Stellen Sie Ihren Ofen auf 425 F.

2. Legen Sie die Kuchenkruste in einer Form aus und stechen Sie die Kruste mit einer Gabel an einigen Stellen ein, damit sie nicht zu sehr aufgeht.

3. Lassen Sie die Kruste etwa 10 Minuten lang backen.

4. Herausnehmen und die Temperatur des Ofens auf 325° F senken.

5. Vermengen Sie in einer mittelgroßen Schüssel Mehl, Knoblauch, Feta, Reismilch, Basilikum, Eier, Frühlingszwiebeln, Tomaten und Brokkoli. Streuen Sie etwas Pfeffer hinein.

6. Gießen Sie die Eimischung in die Kuchenkruste. Lassen Sie diesen 35 bis 45 Minuten lang backen. Wenn Sie ein Messer in die Mitte stecken, sollte es sauber herauskommen.

7. Lassen Sie die Quiche 10 bis 15 Minuten abkühlen, bevor Sie sie servieren. Genießen Sie!

Avocado-Ei-Auflauf

Portionen: 2

Gesamtzeit: 20 Minuten

Kalorien: 242

Eiweiß: 9 g

Natrium: 88 mg

Kalium: 575 mg

Phosphor: 164 mg

Inhaltsstoffe und Menge

- 1 Esslöffel gehackte Petersilie

- Pfeffer, nach Geschmack

- 2 Eier

- **Halbierte Avocado**

Richtung

1. Stellen Sie den Ofen zunächst auf 425 F.

2. Schlagen Sie ein Ei vorsichtig in einer kleinen Schüssel auf und achten Sie dabei darauf, dass das Eigelb nicht zerbricht.

3. Legen Sie die Avocadohälften mit der Schnittseite nach oben auf ein Backblech. Gießen Sie das Ei in die Mitte einer der Avocadohälften.

4. Wiederholen Sie dies für das andere Ei und die andere Avocadohälfte. Bestreuen Sie sie mit etwas Pfeffer.

5. Backen Sie 15 Minuten oder bis die Eier die gewünschte Konsistenz erreicht haben.

6. Herausnehmen und vor dem Servieren mit der Petersilie bestreuen. Genießen Sie!

MITTAGESSEN

Mexikanischer Rindfleisch-Mehl-Wrap

Portionen: 2

Gesamtzeit: 10 Minuten

Kalorien: 255

Eiweiß: 24 g

Natrium: 275 mg

Kalium: 445 mg

Phosphor: 250 mg

Inhaltsstoffe und Menge

- 5 oz. gekochtes Roastbeef

- 8 Gurkenscheiben

- 2 Mehltortillas, Größe 6 Zoll

- 2 Esslöffel geschlagener Frischkäse

- 2 Blätter hellgrüner Kopfsalat

- 1/4 Schale geschnittene rote Zwiebel

- 1/4 in Streifen geschnittene süße Paprika

- **1 Teelöffel Kräutergewürzmischung**

Richtung

1. Verteilen Sie den Käse auf den Mehl-Wraps. Versuchen Sie, die Zutaten für zwei Wraps zu verwenden.

2. Schichten Sie die Tortillas mit Roastbeef, Zwiebeln, Salat, Paprikastreifen und Gurke.

3. Mit dem Kräutergewürz bestreuen.

4. Rollen Sie die Wraps auf und schneiden Sie sie in je 4 Stücke. Frisch servieren. Genießen Sie!

Gemischte Chorizo in Ei-Mehl-Wraps

Portionen: 2

Gesamtzeit: 10 Minuten

Kalorien: 223

Eiweiß: 15 g

Natrium: 315 mg

Kalium: 285 mg

Phosphor: 230 mg

Inhaltsstoffe und Menge

- 1 Packung Chorizo

- 1 Ei

- **1 Mehltortilla oder 6 Zoll Größe**

Richtung

1. Kochen Sie die Chorizo in einer Pfanne auf dem Herd und schneiden Sie das Fleisch in kleine Stücke.

2. Lassen Sie überschüssiges Wasser oder Fett weg und fügen Sie 1 Ei hinzu, das alle während des Kochens kombiniert.

3. Servieren Sie alles auf einer Mehltortilla oder wickeln Sie die Tortillas ein. Genießen Sie!

Sandwich mit Hähnchensalat

Portionen: 2

Gesamtzeit: 10 Minuten

Kalorien: 345

Eiweiß: 22 g

Natrium: 395 mg

Kalium: 330 mg

Phosphor: 165 mg

Inhaltsstoffe und Menge

- 2 Schalen gekochtes Huhn

- 1/2 Tasse fettarme Mayonnaise

- 1/2 Tasse grüne Paprika

- 1 Tasse Stücke Ananas

- 1/3 Tasse Karotten

- 4 Scheiben Fladenbrot

- **1/2 Teelöffel schwarzer Pfeffer**

Richtung

1. Bereiten Sie das gewürfelte Hühnerfleisch beiseite, lassen Sie die Ananas abtropfen und fügen Sie grüne Paprika, schwarzen Pfeffer und Karotten hinzu.

2. Kombinieren Sie alles in einer Schüssel und kühlen Sie es, bis es abgekühlt ist.

3. Servieren Sie den Hähnchensalat später auf dem Fladenbrot. Genießen Sie!

Gewürzbrot mit Thunfischsalat

Portionen: 2

Gesamtzeit: 10 Minuten

Kalorien: 290

Eiweiß: 25 g

Natrium: 475 mg

Kalium: 320 mg

Phosphor: 175 mg

Inhaltsstoffe und Menge

- 1 Esslöffel Zwiebel

- 1 Stück Staudensellerie

- 1 frische Tomate

- Einige Kopfsalatblätter

- 1 Esslöffel kalorienarme Mayonnaise

- 1 mittelgroßer Bagel oder gewürztes Brot

- **1/2 Packung natriumarmer Thunfisch aus der Dose in Wasser verpackt**

Richtung

1. Zwiebel, Tomate und Staudensellerie hacken.

2. Thunfisch öffnen und in kleine Stücke schneiden.

3. Legen Sie alles in den Bagel auf die Salatblätter, fügen Sie etwas Mayonnaise hinzu und schließen Sie dann das Brot. Servieren und genießen!

Winzige Reiskuchen

Portionen: 2

Gesamtzeit: 10 Minuten

Kalorien: 175

Eiweiß: 5 g

Natrium: 214 mg

Kalium: 140 mg

Phosphor: 89 mg

Inhaltsstoffe und Menge

- 2 Esslöffel Pflanzenöl

- 1 Teelöffel Senfkörner

- 1/2 Tasse Grieß

- 2 grüne, fein geschnittene Chilischoten

- 1/8 Teelöffel Salz

- 1/4 Tasse Joghurt

- 1/4 Glas Wasser

- 1/4 geriebener Mais

- 1/4 indischer Käse

- Einige Stücke fein geschnittener Koriander

- **1 Esslöffel Butterschmalz**

Richtung

1. Erhitzen Sie das Öl und die Samen in einer Pfanne und fügen Sie Grieß, Chilis und etwas Salz hinzu.

2. Kochen Sie es, bis der Grieß ein wenig braun wird. Lassen Sie ihn abkühlen. Joghurt mit etwas Wasser verrühren, bis er glatt ist, dann Mais, indischen Käse, Koriander und Joghurt hinzufügen und alles zum Grieß geben. 10-15 Minuten beiseite stellen.

3. Geben Sie das Butterschmalz in eine Pfanne und dünsten Sie dann die Grießmischung für 10 Minuten.

4. Geben Sie etwas Koriander auf die Grießkreise und servieren Sie sie noch etwas warm. Genießen Sie!

Toast mit cremigen Eiern belegt

Portionen: 2

Gesamtzeit: 15 Minuten

Kalorien: 430

Eiweiß: 15 g

Natrium: 400 mg

Kalium: 250 mg

Phosphor: 210 mg

Inhaltsstoffe und Menge

- 4 Scheiben Weißbrot

- 6 Eier

- 4 oz. Frischkäse

- 3 Esslöffel ungesalzene Butter

- 1/3 Tasse Mehl

- 1 1/2 Tassen ungesüßte, reine Mandelmilch

- 1/2 Esslöffel gelber Senf

- **1/8 Teelöffel Pfeffer**

Richtung

1. Kochen Sie die Eier 12 Minuten lang hart. Nehmen Sie sie vom Herd, lassen Sie sie abtropfen und bedecken Sie sie mit kaltem Wasser.

2. Schälen und hacken Sie gekochte Eier. Geben Sie die Butter und das Mehl bei mittlerer Hitze in einen Topf.

3. Mischen Sie ständig, bis alles gut vermischt ist.

4. Mandelmilch, Frischkäse, Senf und Pfeffer zur Butter-Mehl-Mischung geben. Eindicken lassen und die Eier in die Sauce geben, dabei warm halten.

5. Toasten Sie das Brot und geben Sie die Eimischung vor dem Servieren über den Toast. Genießen Sie!

Frische Gurkensuppe

Portionen: 2

Gesamtzeit: 2 Stunden 5 Minuten

Kalorien: 78

Eiweiß: 2 g

Natrium: 127 mg

Kalium: 257 mg

Phosphor: 65 mg

Inhaltsstoffe und Menge

- 2 Salatgurken

- 1/3 Tasse weiße Zwiebel

- 1 grüne Zwiebel

- 1/4 Tasse frische Minze

- 2 Esslöffel frischer Zitronensaft

- 2 Esslöffel frischer Dill

- 2/3 Tasse Wasser

- 1/3 Tasse saure Sahne

- 1/2 Tasse halb und halb Sahne

- 1/2 Teelöffel Pfeffer

- **1/4 Teelöffel Salz**

Richtung

1. Entfernen Sie sowohl die Schale als auch die Kerne von den Gurken.

2. Minze und die Zwiebeln schneiden. Dill zerkleinern.

3. Geben Sie alle Zutaten in einen Mixer und verquirlen Sie sie, bis sie glatt sind.

4. Abdecken und für mindestens 2 Stunden in den Kühlschrank stellen.

5. Verwenden Sie frische Dillzweige, um die Suppe zu garnieren. Servieren und genießen!

Beeren-Salat mit italienischem Ricotta-Käse

Portionen: 2

Gesamtzeit: 5 Minuten

Kalorien: 140

Eiweiß: 15 g

Natrium: 380 mg

Kalium: 350 mg

Phosphor: 180 mg

Inhaltsstoffe und Menge

- 1 Tasse frische Brombeeren

- 1 Tasse frische Heidelbeeren

- 2 Tassen frische Erdbeeren

- 1/3 Tasse Zitronensaft

- 2 Tassen frischer italienischer Ricotta-Käse

- **1/8 Teelöffel Zimt**

Richtung

1. Waschen Sie beide Brombeeren und Heidelbeeren und Erdbeeren gut. Schneiden Sie sie in Scheiben und legen Sie sie alle zusammen.

2. Geben Sie etwas Zitronensaft aus der Tasse hinzu.

3. Geben Sie den Ricotta-Käse auf einen runden Teller oder eine Schüssel und bedecken Sie ihn dann mit Beeren.

4. Verteilen Sie den Zimt darauf. Servieren und genießen!

Thunfisch-Sellerie-Salat

Portionen: 2

Gesamtzeit: 5 Minuten

Kalorien: 20

Eiweiß: 15 g

Natrium: 185 mg

Kalium: 318 mg

Phosphor: 183 mg

Inhaltsstoffe und Menge

- 1 Stück Staudensellerie

- 15 oz. verpackter und ungesalzener Thunfisch

- 1/2 Apfel

- 1/2 kleine Zwiebel

- 2 Esslöffel Mayonnaise

- Ein wenig schwarzer Pfeffer

- **Prise Salz**

Richtung

1. Bereiten Sie den Thunfisch vor und schneiden Sie den Apfel, den Sellerie und die Zwiebel.

2. Mischen Sie alles zusammen und fügen Sie Mayonnaise, schwarzen Pfeffer und, wenn Sie möchten, etwas Salz hinzu.

3. Auf Salat und mit ungesalzenen Crackern servieren. Genießen Sie!

Fleischkasserolle

Portionen: 2

Gesamtzeit: 60 Minuten

Kalorien: 222

Eiweiß: 10 g

Natrium: 355 mg

Kalium: 200 mg

Phosphor: 156 mg

Inhaltsstoffe und Menge

- 10 oz. fettreduzierte Schweinefleischwurst

- 8 oz. Frischkäse

- 1 Glas fettarme Milch

- 4 Scheiben Weißbrot

- 5 Eier

- 1/2 Teelöffel trockener Senf

- **1/2 trockene Zwiebelflocken**

Richtung

1. Heizen Sie den Ofen auf 160°C (325°F) vor.

2. Schneiden Sie die Wurst und kochen Sie sie in einer Auflaufform. Beiseite stellen und alle anderen Zutaten mischen.

3. Gekochte Wurst zur Mischung geben und Brotstücke in eine quadratische Kasserolle legen, Wurstmischung über das Brot gießen und 50 Minuten lang kochen.

4. In 10 Portionen schneiden und servieren. Genießen Sie!

Rinderhackfleisch in einer Tasse

Portionen: 2

Gesamtzeit: 10 Minuten

Kalorien: 250

Eiweiß: 25 g

Natrium: 160 mg

Kalium: 395 mg

Phosphor: 245 mg

Inhaltsstoffe und Menge

- 1/4 Pfund Rinderhackfleisch

- 2 Esslöffel fettarme Milch

- 2 Teelöffel Ketchup

- 2 Esslöffel schnell gekochte Haferflocken

- **1 Teelöffel Zwiebelpulver**

Richtung

1. Besprühen Sie eine große Tasse mit Antihaft-Kochspray.

2. In einer anderen Tasse setzen zusammen die Milch (oder sein Ersatz), Ketchup, Zwiebel, Hafer.

3. Zerbröseln Sie das Fleisch über die Mischung und vermischen Sie alles, wobei Sie das Hackfleisch pressen.

4. Abgedeckt für 3 Minuten in die Mikrowelle stellen (hoch) und sehr warm servieren. Genießen!

DINNER

Salat mit Erdbeeren und Ziegenkäse

Portionen: 2

Gesamtzeit: 15 Minuten

Kalorien: 300

Eiweiß: 13 g

Natrium: 285 mg

Kalium: 400 mg

Phosphor: 193 mg

Inhaltsstoffe und Menge

- Baby-Salat, nach Geschmack

- 1 Pint Erdbeeren

- Balsamico-Essig

- Natives Olivenöl extra

- 1/4 Teelöffel schwarzer Pfeffer

- **8 oz. weicher Ziegenkäse**

Richtung

1. Bereiten Sie den Salat vor, indem Sie ihn waschen und trocknen, dann schneiden Sie die Erdbeeren.

2. Schneiden Sie den weichen Ziegenkäse in 8 Stücke.

3. Geben Sie den Balsamico-Essig und das native Olivenöl extra mit einem Schneebesen in eine große Tasse.

4. Die Erdbeeren pressen und in eine Schüssel geben, das Dressing dazugeben und mischen, dann den Salat auf vier Teller verteilen und die restlichen Erdbeeren schneiden und auf dem Salat anrichten.

5. Legen Sie Käsescheiben darauf und fügen Sie Pfeffer hinzu. Servieren und genießen!

Lachs mit würzigem Honig

Portionen: 2

Gesamtzeit: 15 Minuten

Kalorien: 320

Eiweiß: 23 g

Natrium: 65 mg

Kalium: 450 mg

Phosphor: 250 mg

Inhaltsstoffe und Menge

- 16 oz. Lachsfilet

- 3 Esslöffel Honig

- 3/4 Teelöffel Zitronenschale

- 3 Schalen Rucola-Salat

- 1/2 Teelöffel schwarzer Pfeffer

- 1/2 Teelöffel Knoblauchpulver

- 2 Teelöffel Olivenöl

- **1 Teelöffel heißes Wasser**

Richtung

1. Bereiten Sie eine kleine Schüssel mit etwas heißem Wasser vor und geben Sie Honig, geriebene Zitronenschale, gemahlenen Pfeffer und Knoblauchpulver hinein.

2. Verteilen Sie die Mischung über die Lachsfilets.

3. Etwas Olivenöl bei mittlerer Hitze erwärmen und das gewürzte Lachsfilet dazugeben und 4 Minuten braten.

4. Wenden Sie die Filets auf einer Seite und dann auf der anderen Seite.

5. Garen Sie weitere 4 Minuten bei reduzierter Hitze und prüfen Sie, ob die Lachsfilets leicht flockig sind.

6. Geben Sie etwas Rucola auf jeden Teller und legen Sie die Lachsfilets darauf, fügen Sie einige aromatische Kräuter oder etwas Dill hinzu. Servieren und genießen!

Gefüllte Paprika

Portionen: 2

Gesamtzeit: 1 Stunde 15 Minuten

Kalorien: 260

Eiweiß: 20 g

Natrium: 210 mg

Kalium: 550 mg

Phosphor: 208 mg

Inhaltsstoffe und Menge

- 4 Paprikaschoten

- 1 Esslöffel getrocknete Petersilie

- 2 Tassen gekochter weißer Reis

- 2 Teelöffel Knoblauchpulver

- 1 Teelöffel schwarzer Pfeffer

- 3/4 Pfund Rinderhackfleisch

- 1/2 Schüssel gehackte Zwiebel

- **3 oz. ungesalzene Tomatensauce**

Richtung

1. Entfernen Sie die Kerne von schwarzen Paprika

2. Heizen Sie den Ofen auf 375°F (oder 200°C) vor

3. Braten Sie das Rindfleisch an und fügen Sie Zwiebel, Reis, Petersilie, schwarzen Pfeffer, Knoblauchpulver und Tomatensauce zum Rindfleisch hinzu.

4. Langsam für 10 Minuten kochen.

5. Fühlen Sie die Paprikaschoten mit der Mischung und backen Sie sie eine Stunde lang im Ofen. Servieren und genießen!

Truthahn-Würstchen

Portionen: 2

Gesamtzeit: 10 Minuten

Kalorien: 55

Eiweiß: 7 g

Natrium: 70 mg

Kalium: 105 mg

Phosphor: 75 mg

Inhaltsstoffe und Menge

- 1/4 Teelöffel Salz

- 1/8 Teelöffel Knoblauchpulver

- 1/8 Teelöffel Zwiebelpulver

- 1 Teelöffel Fenchelsamen

- **1 Pfund 7% Fett gemahlener Truthahn**

Richtung

1. Die Fenchelsamen pressen und in einer kleinen Tasse Putenfleisch mit Fenchelsamen, Knoblauch- und Zwiebelpulver und Salz vermengen.

2. Decken Sie die Schüssel ab und stellen Sie sie über Nacht in den Kühlschrank.

3. Bereiten Sie die Pute mit den Gewürzen in verschiedenen Portionen mit einer Kreisform vor und drücken Sie sie zu Patties, die dann gegart werden.

4. Bei mittlerer Hitze kochen, bis sie gebräunt sind.

5. Garen Sie sie für 1 bis 2 Minuten pro Seite und servieren Sie sie heiß. Genießen Sie!

Zucchini und Karotten Rosmarin-Hähnchen

Portionen: 2

Gesamtzeit: 10 Minuten

Kalorien: 215

Eiweiß: 28 g

Natrium: 105 mg

Kalium: 580 mg

Phosphor: 250 mg

Inhaltsstoffe und Menge

- 2 Zucchini

- 1 Karotte

- 1 Teelöffel getrockneter Rosmarin

- 4 Hühnerbrüste

- 1/2 Paprika

- 1/2 rote Zwiebel

- 8 Knoblauchzehen

- Olivenöl

- **1/4 Esslöffel gemahlener Pfeffer**

Richtung

1. Bereiten Sie den Ofen vor und heizen Sie ihn auf 375 °F (oder 200°C) vor.

2. Schneiden Sie die Zucchini und Karotten in Scheiben, fügen Sie Paprika, Zwiebel und Knoblauch hinzu und geben Sie alles unter Zugabe von Öl in eine 13" x 9" Pfanne.

3. Verteilen Sie die Paprika darüber und rösten Sie alles ca. 10 Minuten.

4. Heben Sie in der Zwischenzeit die Hähnchenhaut an und verteilen Sie schwarzen Pfeffer und Rosmarin auf dem Fleisch.

5. Nehmen Sie die Gemüsepfanne aus dem Ofen, fügen Sie das Hähnchen hinzu und stellen Sie die Pfanne für weitere 30 Minuten in den Ofen. Servieren und genießen!

Hackfleischsuppe

Portionen: 2

Gesamtzeit: 1 Stunde 15 Minuten

Kalorien: 220

Eiweiß: 20 g

Natrium: 170 mg

Kalium: 445 mg

Phosphor: 210 mg

Inhaltsstoffe und Menge

- 1 Pfund mageres Rinderhackfleisch, in kleine Bällchen geschnitten

- 1/2 Glas Zwiebel

- 1 kleiner Löffel Würz- und Bräunungssauce

- 2 kleine Löffel Zitronen-Pfeffer-Gewürzmischung

- Etwas natriumarme Rinderconsommé

- 2 Gläser Wasser

- 1/2 Schale weißer Reis

- 1/2 Packung gefrorenes Mischgemüse (Mais, Karotten, Erbsen, Bohnen und grüne Bohnen)

- **1/2 Teelöffel saure Sahne**

Richtung

1. Rinderhackfleisch mit geschnittener Zwiebel in einer Pfanne anbraten und Fett entfernen. Würzsauce, Wasser, Fleischbrühe, Reis und Gemüse hinzufügen.

2. Kochen Sie die Zutaten bei starker Hitze auf und lassen Sie sie nach dem Absenken der Hitze 30 Minuten lang kochen.

3. Geben Sie die Fleischbällchen in die Consommé und kochen Sie sie bei niedriger Hitze noch eine halbe Stunde bis zum Servieren. Genießen Sie!

Putenhackfleisch-Burger

Portionen: 2

Gesamtzeit: 15 Minuten

Kalorien: 28

Eiweiß: 24 g

Natrium: 285 mg

Kalium: 510 mg

Phosphor: 235 mg

Inhaltsstoffe und Menge

- 1 Pfund gemahlener magerer Truthahn

- 6 Hamburger-Brötchen

- 1/2 Schale rote Zwiebel

- 1/2 Schale grüne Paprika

- 1/2 Löffel Hähnchen-Grillmischung Würze

- 2 Teelöffel brauner Zucker

- 1 Esslöffel Worcestershire-Sauce

- **1 Tasse natriumarme Tomatensauce**

Richtung

1. Garen Sie den Truthahn bei mittlerer Hitze.

2. Schneiden Sie kleine Stücke von Zwiebel und grüner Paprika.

3. Mischen Sie die Sauce, die Grillmischung Würze und Tomatensauce.

4. Würzen Sie die Putenmischung und kochen Sie sie 10 Minuten lang.

5. 5 Portionen zubereiten und in Burgerbrötchen geben. Servieren und genießen!

Eine Portion Frittatas

Portionen: 2

Gesamtzeit: 45 Minuten

Kalorien: 110

Eiweiß: 8 g

Natrium: 115 mg

Kalium: 160 mg

Phosphor: 130 mg

Inhaltsstoffe und Menge

- 4 Eier

- 2 Teelöffel rote Paprika

- 2 Esslöffel grüne Paprika

- 2 Esslöffel Zwiebel

- 2 oz. gekochter magerer Schinken

- 1 Esslöffel fettarme Milch

- 1 Pfund gefrorene Röstkartoffeln

- 1/2 Schüssel fettarmer Cheddar-Käse

- **Schwarzer Pfeffer**

Richtung

1. Legen Sie die Kartoffeln 4 Stunden lang in Wasser in einer Schüssel ein. Entfernen Sie überschüssiges Wasser.

2. Heizen Sie den Ofen auf 375°F (oder 200°C) vor.

3. Beschichten Sie 8 Muffinförmchen mit Kochspray. Legen Sie die Röstkartoffeln in die Förmchen und drücken Sie sie in den Boden, dann besprühen Sie auch die Kartoffeln mit Kochspray.

4. 12-15 Minuten bei 350°F (175° C) garen.

5. Schneiden Sie den Schinken, die Paprika und die Zwiebel fein und schlagen Sie die Milch und die Eier in einer Schüssel zusammen.

6. Mit Pfeffer abschmecken und Schinken, Paprika, Zwiebel und Käse unter die Mischung heben. Genießen!

7. Legen Sie die Röstkartoffeln in die Muffin-Löcher und drücken Sie sie und ¼ Schüssel Eiermischung in die Mitte jedes Muffin-Lochs. Stellen Sie die Form wieder in den Ofen und lassen Sie die Kartoffeln in etwa 15 bis 20 Minuten knusprig werden.

8. Sobald sie fertig sind, lassen Sie die Muffins vor dem Servieren 5 Minuten auf einem Teller ruhen. Genießen Sie!

Gebratenes Rindfleisch und Brokkoli

Portionen: 2

Gesamtzeit: 25 Minuten

Kalorien: 370

Eiweiß: 18 g

Natrium: 350 mg

Kalium: 550 mg

Phosphor: 250 mg

Inhaltsstoffe und Menge

- 2 Knoblauch kleine Scheiben

- 1 Tomate

- 8 oz. ungekochtes mageres Rinderlendenstück

- 12 oz. gefrorene Brokkoli-Rührbraten-Gemüsemischung

- 2 kleine Löffel Erdnussöl

- 1/4 Tasse natriumarme Hühnerconsommé

- 1 Teelöffel Speisestärke

- 2 Teelöffel natriumarme Sojasauce

- **2 Schalen gekochter Reis**

Richtung

1. Schneiden Sie die Knoblauchzehen und die Tomate.

2. Schneiden Sie das Rindfleisch in Streifen und geben Sie den Brokkoli für 3-4 Minuten in die Mikrowelle.

3. In einer Wok-Pfanne Öl und Knoblauch erhitzen, damit sie duften. Fügen Sie die Gemüsemischung hinzu und kochen Sie sie etwa 4 Minuten oder länger und nehmen Sie sie aus der Pfanne.

4. Geben Sie das Rindfleisch in denselben Topf und kochen Sie es etwa 7-8 Minuten. Bereiten Sie dann die Sauce zu, indem Sie die Brühe, die Sojasauce und die Speisestärke zusammengeben.

5. Gemüse, Soße und Tomate hinzufügen und mit dem Rindfleisch erhitzen, bis die Soße fertig ist.

6. Servieren Sie das Gericht mit braunem Reis. Genießen Sie!

Schweinekoteletts und Äpfel

Portionen: 2

Gesamtzeit: 45 Minuten

Kalorien: 490

Eiweiß: 25 g

Natrium: 365 mg

Kalium: 405 mg

Phosphor: 220 mg

Inhaltsstoffe und Menge

- 2 Esslöffel ungesalzene Margarine

- 6 oz. natriumarme Füllungsmischung für Hähnchen

- 20 oz. Apfelkuchenfüllung

- 6 Koteletts vom Schwein ohne Knochen

- **Olivenöl**

Richtung

1. Stellen Sie eine Backform bei 350°F (oder 200°C) in den Ofen und fetten Sie sie mit Olivenöl ein.

2. Stellen Sie die Füllung zusammen und mischen Sie sie in Wasser und Margarine. Verteilen Sie die Apfelkuchenstücke auf dem Boden der Pfanne und legen Sie die Schweinekoteletts darauf.

3. Legen Sie die Füllung auf die Schweinekoteletts.

4. Mit Pergamentpapier abdecken und 30 Minuten backen.

5. Entfernen Sie das Papier und lassen Sie es noch für 10 Minuten im Ofen. Servieren und genießen!

Rigatoni Frühling Pasta

Portionen: 2

Gesamtzeit: 20 Minuten

Kalorien: 253

Eiweiß: 10 g

Natrium: 115 mg

Kalium: 250 mg

Phosphor: 153 mg

Inhaltsstoffe und Menge

- 12 oz. Rigatoni-Nudeln (Sie können auch Fusilli oder Farfalle-Nudeln verwenden)

- 12 oz. Gemüse (Karotten, Brokkoli und Zucchini oder jedes andere frische Gemüse)

- 2 Portionen halb und halb Sahne

- **Geriebener Parmesankäse**

Richtung

1. Kochen Sie das Wasser, und wenn das Wasser Blasen wirft, geben Sie die Nudeln hinein. Bei Rigatoni dauert es etwa 11 Minuten, bis sie gar sind. Geben Sie in der Zwischenzeit das geschnittene und gewürfelte Gemüse in eine Pfanne mit etwas Olivenöl darin. Mischen Sie das Gemüse, bis es weich und gar ist, und fügen Sie die zwei kleinen Portionen halb und halb Sahne hinzu.

2. Wenn die Nudeln kochen, lassen Sie sie in einem Sieb abtropfen und geben sie in die Pfanne, in der Sie das Gemüse zubereitet haben.

3. Mischen Sie alles zusammen und geben Sie die Nudeln auf einen Teller und fügen Sie etwas Parmesan hinzu. (Wenn Sie möchten, können Sie den Parmesan hinzufügen, während Sie die Zutaten in der Pfanne bei mittlerer Hitze mischen).

4. Dann heiß servieren. Genießen Sie!

DESSERTS

Puddingglas mit Banane und Schlagsahne

Portionen: 2

Gesamtzeit: 2 Stunden 10 Minuten

Kalorien: 255

Eiweiß: 3 g

Natrium: 275 mg

Kalium: 50 mg

Phosphor: 40 mg

Inhaltsstoffe und Menge

- 2 Portionen Bananencreme-Puddingmischung

- 2 1/2 Tassen Reismilch

- 8 Unzen Schlagsahne aus Milch

- **12 oz. Vanille-Waffeln**

Richtung

1. Vanillewaffeln in eine Pfanne geben und in einer anderen Schüssel Bananencremepudding und Reismilch verrühren.

2. Kochen Sie die Zutaten auf und mixen Sie sie langsam.

3. Gießen Sie die Mischung über die Waffeln und bilden Sie 2 oder 3 Schichten.

4. Stellen Sie die Pfanne für eine Stunde in den Kühlschrank und verteilen Sie anschließend die Schlagsahne über dem Dessert.

5. Wieder für 2 Stunden in den Kühlschrank stellen und kühl in transparenten Gläsern servieren. Servieren und genießen!

Schokoladen-Rüben-Kuchen

Portionen: 12

Gesamtzeit: 60 Minuten

Kalorien: 270

Eiweiß: 6 g

Natrium: 109 mg

Kalium: 299 mg

Phosphor: 111 mg

Inhaltsstoffe und Menge

- 3 Tassen geriebene Rüben

- 1/4 Tasse Rapsöl

- 4 Eier

- 4 oz. ungesüßte Schokolade

- 2 Teelöffel phosphorfreies Backpulver

- 2 Tassen Allzweckmehl

- **1 Tasse Zucker**

Richtung

1. Stellen Sie Ihren Ofen auf 325 F. Fetten Sie zwei 8-Zoll-Kuchenformen ein.

2. Mischen Sie das Backpulver, Mehl und Zucker zusammen. Beiseite stellen.

3. Hacken Sie die Schokolade so fein wie möglich und schmelzen Sie sie in einem Wasserbad. Sie können auch eine Mikrowelle verwenden, aber lassen Sie sie nicht anbrennen.

4. Lassen Sie es abkühlen und mischen Sie dann das Öl und die Eier unter.

5. Mischen Sie alle feuchten Zutaten mit der Mehlmischung und verrühren Sie alles miteinander, bis es gut vermischt ist.

6. Heben Sie die Rote Bete unter und füllen Sie den Teig in die Kuchenformen.

7. Lassen Sie sie 40 bis 50 Minuten lang backen. Um zu wissen, dass er fertig ist, sollte der Zahnstocher beim Einstechen in den Kuchen sauber herauskommen.

8. Nehmen Sie sie aus dem Ofen und lassen Sie sie abkühlen.

9. Nach dem Abkühlen auf einen Teller stürzen und herausnehmen.

10. **Dies ist großartig, wenn es mit Schlagsahne und frischen Beeren serviert wird. Genießen Sie es!**

Erdbeerkuchen

Portionen: 8

Gesamtzeit: 3 Stunden 25 Minuten

Kalorien: 265

Eiweiß: 3 g

Natrium: 143 mg

Kalium: 183 mg

Phosphor: 44 mg

Inhaltsstoffe und Menge

Für die Kruste:

- 1 1/2 Tassen Graham-Cracker-Krümel

- 5 Esslöffel ungesalzene Butter, bei Raumtemperatur

- **2 Esslöffel Zucker**

Für den Kuchen:

- 1 1/2 Teelöffel Gelatinepulver

- 3 Esslöffel Speisestärke

- 3/4 Tasse Zucker

- 5 Tassen geschnittene Erdbeeren, geteilt

- **1 Tasse Wasser**

Richtung

1. Für die Kruste: Heizen Sie Ihren Ofen auf 375 F. Fetten Sie eine Kuchenform ein.

2. Kombinieren Sie die Butter, die Brösel und den Zucker miteinander und drücken Sie sie dann in Ihre Kuchenform.

3. Backen Sie die Kruste für 10 bis 15 Minuten, bis sie leicht gebräunt ist.

4. Nehmen Sie es aus dem Ofen und lassen Sie es vollständig abkühlen.

5. Für den Kuchen: Zerdrücken Sie eine Tasse Erdbeeren.

6. Vermengen Sie in einem kleinen Topf den Zucker, das Wasser, die Gelatine und die Speisestärke.

7. Bringen Sie die Mischung im Topf zum Kochen, reduzieren Sie die Hitze und köcheln Sie, bis sie eingedickt ist.

8. Die zerkleinerten Erdbeeren in den Topf geben und weitere 5 Minuten köcheln lassen, bis die Sauce wieder eingedickt ist.

9. Stellen Sie es vom Herd und gießen Sie es in eine Schüssel.

10. **Kühlen Sie es ab, bis es Zimmertemperatur erreicht hat.**

11. **Schwenken Sie die restlichen Beeren mit der Sauce, so dass sie gut verteilt ist, und füllen Sie sie in die Kuchenkruste und verteilen Sie sie in einer gleichmäßigen Schicht.**

12. **Kühlen Sie den Kuchen, bis er kalt ist. Dies dauert etwa 3 Stunden. Servieren und genießen!**

Grape Skillet Galette

Portionen: 6

Gesamtzeit: 2 Stunden 50 Minuten

Kalorien: 172

Eiweiß: 2 g

Natrium: 65 mg

Kalium: 69 mg

Phosphor: 21 mg

Inhaltsstoffe und Menge

Für die Kruste:

- 1/2 Tasse ungesüßte Reismilch

- 4 Esslöffel kalte Butter

- 1 Esslöffel Zucker

- **1 Tasse Allzweckmehl**

Für die Galette:

- 1 Esslöffel Speisestärke

- 1/3 Tasse Zucker

- 1 Eiweiß

- **2 Tassen halbierte kernlose Weintrauben**

Richtung

1. Für die Kruste: Den Zucker und das Mehl in eine Küchenmaschine geben und einige Sekunden lang mixen.

2. Geben Sie die Butter hinein und pulsieren Sie, bis es wie ein grobes Mehl aussieht.

3. Geben Sie die Reismilch hinzu und verrühren Sie sie, bis sich ein Teig bildet.

4. Legen Sie den Teig auf eine saubere Fläche und formen Sie ihn zu einer Scheibe.

5. Wickeln Sie es mit einer Plastikfolie ein und legen Sie es für 2 Stunden in den Kühlschrank.

6. Für die Galette: Stellen Sie Ihren Ofen auf 425 F ein.

7. Mischen Sie die Speisestärke und den Zucker und schwenken Sie die Trauben darin.

8. Wickeln Sie den Teig aus und rollen Sie ihn auf einer bemehlten Fläche aus.

9. Drücken Sie ihn zu einem 14-Zoll-Kreis und legen Sie ihn in eine gusseiserne Pfanne.

10. Geben Sie die Traubenfüllung in die Mitte und verteilen Sie sie so, dass ein 2-Zoll-Rand übrig bleibt. Klappen Sie den Rand um.

11. Die Kruste mit Eiweiß bestreichen und 20 bis 25 Minuten backen. Die Kruste sollte golden sein.

12. Lassen Sie das Ganze 20 Minuten ruhen, bevor Sie es servieren. Genießen Sie!

Kürbis-Käsekuchen

Portionen: 2

Gesamtzeit: 70 Minuten

Kalorien: 364

Eiweiß: 5 g

Natrium: 245 mg

Kalium: 125 mg

Phosphor: 65 mg

Inhaltsstoffe und Menge

- 1 Eiweiß

- 1 Waffelkrümel, 9-Zoll-Kuchenkruste

- 1/2 kleine Schale mit Kristallzucker

- 1 Teelöffel Vanilleextrakt

- 1 Teelöffel Kürbiskuchen-Aroma

- 1/2 Schale Kürbiscreme

- 1/2 kleine Schale flüssiger Ei-Ersatz

- 8 Esslöffel gefrorenes Topping, für Desserts

- **16 oz. Frischkäse**

Richtung

1. Piekruste mit Eiweiß bepinseln und im vorgeheizten Backofen von 375°F auf 350°F 5 Minuten backen.

2. Geben Sie Zucker, Vanille und Frischkäse in eine große Tasse und schlagen Sie sie mit einem Mixer zu einer glatten Masse.

3. Schlagen Sie den Ei-Ersatz auf und fügen Sie die Kürbissahne mit Kuchenaroma hinzu: Pürieren Sie alles, bis die Masse weich ist.

4. Die Kürbismischung in eine Kuchenform geben und 50 Minuten backen, damit die Mitte fest wird.

5. Lassen Sie den Kuchen dann abkühlen und stellen Sie ihn in den Kühlschrank. Wenn Sie möchten, servieren Sie ihn in 8 Scheiben und legen Sie etwas Topping darauf. Servieren und genießen!

Kleine Schokoladenkuchen

Portionen: 2

Gesamtzeit: 10 Minuten

Kalorien: 95

Eiweiß: 1 g

Natrium: 162 mg

Kalium: 15 mg

Phosphor: 80 mg

Inhaltsstoffe und Menge

- 1 Schachtel Engelskuchenmischung

- 1 Schachtel Zitronenkuchenmischung

- Wasser

- Antihaft-Kochspray oder Teig

- **Zartbitterschokolade kleine quadratische Koteletts und Schokoladenpulver**

Richtung

1. Verwenden Sie einen durchsichtigen Kochbeutel und geben Sie sowohl die Zitronenkuchenmischung, die Angel-Food-Mischung und die Schokoladenstückchen hinein.

2. Mischen Sie alles zusammen und fügen Sie Wasser hinzu, um einen kleinen Muffin zuzubereiten.

3. Geben Sie die Mischung in eine Form, um einen Muffin mit den Zutaten zuzubereiten, und stellen Sie sie für eine Minute bei hoher Temperatur in die Mikrowelle.

4. Den Cupcake aus der Form stürzen und auf einen Teller legen, abkühlen lassen und noch etwas Schokoladenbrösel darauf geben. Servieren und genießen!

Erdbeer-Schlagsahne-Torte

Portionen: 2

Gesamtzeit: 30 Minuten

Kalorien: 355

Eiweiß: 4 g

Natrium: 275 mg

Kalium: 145 mg

Phosphor: 145 mg

Inhaltsstoffe und Menge

- 1 Pint Schlagsahne

- 2 Esslöffel Gelatine

- 1/2 Glas kaltes Wasser

- 1 Glas kochendes Wasser

- 3 Esslöffel Zitronensaft

- 1 Glas Orangensaft

- 1 Glas Orangensaft

- 1 Teelöffel Zucker

- 3/4 Tasse geschnittene Erdbeeren

- **1 großer Engelskuchen oder heller Biskuit**

Richtung

1. Die Gelatine in kaltes Wasser geben, dann heißes Wasser hinzufügen und pürieren. Orangen- und Zitronensaft hinzufügen, auch etwas Zucker hinzufügen und weiter mixen.

2. Stellen Sie es in den Kühlschrank und lassen Sie es dort, bis Sie sehen, dass es zu gelieren beginnt.

3. Die halbe Portion Sahne aufschlagen und zusammen mit den Erdbeeren unter die Masse heben, Wachspapier in die Schüssel legen und den Kuchen in kleine Stücke schneiden.

4. Geben Sie zwischendurch die Schlagsahne dazu und stellen Sie alles für eine Nacht in den Kühlschrank.

5. Wenn Sie den Kuchen herausnehmen, geben Sie etwas Schlagsahne oben drauf und dekorieren Sie mit etwas mehr Obst. Servieren und genießen!

Süßer Cracker-Kuchen-Kruste

Portionen: 2

Gesamtzeit: 15 Minuten

Kalorien: 205

Eiweiß: 2 g

Natrium: 208 mg

Kalium: 67 mg

Phosphor: 22 mg

Inhaltsstoffe und Menge

- 1 Schale Gelatine-Crackerkrümel

- 1/4 kleine Tasse Zucker

- **Ungesalzene Butter**

Richtung

1. Mischen Sie süße Crackerkrümel, Butter und Zucker.

2. In den Überhitzer bei 375°F stellen.

3. 7 Minuten backen und in eine gefettete Kuchenform geben.

4. Lassen Sie den Kuchen abkühlen, bevor Sie irgendeine Art von Füllung hinzufügen. Servieren und genießen!

Apfel-Haferflocken Crunchy

Portionen: 2

Gesamtzeit: 40 Minuten

Kalorien: 295

Eiweiß: 3 g

Natrium: 95 mg

Kalium: 190 mg

Phosphor: 73 mg

Inhaltsstoffe und Menge

- 5 grüne Äpfel

- 1 Schüssel Haferflocken

- Eine kleine Tasse brauner Zucker

- 1/2 Tasse Mehl

- 1 Teelöffel Zimt

- **1/2 Schüssel Butter**

Richtung

1. Bereiten Sie die Äpfel vor, indem Sie sie in kleine Scheiben schneiden, und heizen Sie den Ofen auf 350°F vor.

2. In einer Tasse Haferflocken, Mehl, Zimt und braunen Zucker mischen.

3. Geben Sie Butter in den Teig und legen Sie den in Scheiben geschnittenen Apfel in eine Backform (9" x 13").

4. Haferflockenmischung über die Äpfel verteilen und 35 Minuten backen. Servieren und genießen!

Beeren-Eiscreme

Portionen: 2

Gesamtzeit: 65 Minuten

Kalorien: 175

Eiweiß: 3 g

Natrium: 95 mg

Kalium: 80 mg

Phosphor: 40 mg

Inhaltsstoffe und Menge

- 6 Eiswaffeln

- 1 Tasse Schlagsahne

- 1 Tasse frische Heidelbeeren

- 4 oz. Frischkäse

- **1/4 Tasse Heidelbeerkonfitüre**

Richtung

1. Geben Sie den Frischkäse in eine große Tasse und schlagen Sie ihn mit einem Mixer schaumig.

2. Mit Obst und Marmelade und Schlagsahne mischen.

3. Geben Sie die Mischung auf die kleinen Eistüten und stellen Sie sie für mindestens 1 Stunde in den Gefrierschrank, bis sie servierfertig sind. Genießen Sie!

SCHLUSSFOLGERUNG

Wer sagt, dass gesunde und leckere Mahlzeiten für nierenkranke Menschen zuzubereiten bedeutet, nur fade und immer gleiche Gerichte zu servieren?

Die in diesem Buch enthaltenen Informationen lassen Sie kreativ mit Ihren Gerichten sein, ohne Ihre Gesundheit zu opfern. Die Rezepte, die Sie hier finden, sind fast ohne Salzzusatz, nur mit reinem Geschmack, der aus ganz natürlichen Zutaten stammt. Sollte es einige nicht so geeignete Lebensmittel für Menschen mit Nierenerkrankungen geben, ist es ratsam, sie in kleinen Mengen und nicht sehr oft zu nehmen.

Ich hoffe, dass dieses Buch Ihnen dabei helfen konnte, einfach nachzuvollziehende, köstliche und nahrhafte Rezepte zu finden, die Sie zu Hause ausprobieren und für Ihren geliebten Menschen oder Freund mit Nierenerkrankung servieren können. Diese Rezepte verwenden meist ganze, biologische und frische Zutaten, die natürlich geschmackvoll und nährstoffreich sind.

Nieren-Diät-Kochbuch

Der leicht verständliche Leitfaden für Einsteiger, um eine unheilbare Nierenerkrankung zu bewältigen, einen gesunden Lebensstil zu führen und die Dialyse zu vermeiden

Mit 54 natrium- und kaliumarmen Rezepten

Lindo Chef

Inhaltsverzeichnis

Einführung

Meistens müssen Menschen, bei denen eine Nierenerkrankung diagnostiziert wurde, einen strengen Essensplan einhalten, um den Gehalt an Chemikalien und Flüssigkeit in ihrem Blut zu kontrollieren. Das kann es schwierig machen, einfache Rezepte und Mahlzeiten für Sie und Ihre Familie zu finden. Dieses Buch hilft dabei, einen stabilen Boden zwischen dem Genuss des Essens und den erforderlichen Diätanpassungen zu finden. Es wurde speziell geschrieben, um denjenigen zu helfen, die den Wunsch haben, jeden Tag eine Nierendiät zu befolgen, und ich hoffe, dass ich Ihnen mit diesem Buch unabhängig vom Stadium Ihrer Behandlung eine Hilfe sein kann.

Dieses Buch ist eine einfache Anleitung für Anfänger, um tödliche Nierenerkrankungen zu verhindern und zu kontrollieren, eine Dialyse zu vermeiden und einen gesunden Lebensstil mit vielen Rezepten zu führen, die wenig Kalium und Natrium enthalten. Es enthält grundlegende tägliche Rezepte anstelle von speziellen Abendgerichten, und es enthält hauptsächlich einfache Mahlzeiten.

Viele der Rezepte sind schnell und einfach mit gängigen und relativ erschwinglichen Zutaten zuzubereiten. Bei vielen Rezepten sind entsprechende Portionsvorschläge angegeben. Eine Kategorie mit praktischen Informationen enthält Tipps, um mit dieser Diät Erfolg zu haben, sowie einige Ideen für Snacks und Mahlzeiten. Außerdem ist mir bewusst, dass viele Menschen eine eingeschränkte Diät befolgen, abnehmen wollen oder vielleicht sogar zunehmen müssen. Deshalb habe ich mir Rezepte ausgedacht, die sich an Ihre persönlichen Bedürfnisse anpassen lassen.

Ich würde mich freuen, wenn Ihnen die Gerichte in diesem Rezeptbuch schmecken und hoffe, dass es Sie mit den lebensnotwendigen Nährstoffen versorgt, vor allem aber, dass Sie nie aufhören, den Geschmack Ihrer Mahlzeiten zu genießen.

.

Kapitel 1 - Die Niere und ihre Erkrankung

Was sind Nieren?

Die Nieren erfüllen eine wichtige Funktion im Körper. Neben der Aufrechterhaltung des Elektrolytspiegels im Körper filtern sie das Blut, scheiden Abfallprodukte aus, aktivieren die Produktion roter Blutkörperchen und kontrollieren den Blutdruck.

Anatomisch gesehen befinden sich die Nieren im Bauchraum, am Rücken, meist beidseitig der Wirbelsäule. Die Nierenarterie, die ein direkter Ast der Aorta ist, versorgt die Nieren mit Blut. Die Nierenvenen führen das Blut von den Nieren weg zur Hohlvene und dann zum Herzen. Das Wort "renal" stammt von dem lateinischen Wort für Niere ab.

Was machen die Nieren?

Während die Nieren mit Blut versorgt werden, kontrollieren Sensoren in speziell dafür vorgesehenen Zellen in der Niere die Menge an Wasser und die Konzentration der Körperelektrolyte, die in Form von Urin ausgeschieden werden. Wenn jemand z. B. durch eine Krankheit oder nach sportlicher Betätigung dehydriert ist, halten die Nieren die größtmögliche Menge an Wasser zurück, wodurch hochkonzentrierter Urin entsteht. Wenn genügend Wasser im Körper vorhanden ist, kommt es zu einer Verdünnung des Urins, und er wird klar. Die Niere produziert ein Hormon, das als Renin bekannt ist und das für die Kontrolle des Blutdrucks und der Flüssigkeit im Körper verantwortlich ist. Außerdem produzieren die Nieren das Hormon Erythropoetin, das die Produktion von roten Blutkörperchen im Knochenmark anregt. Spezialisierte Nierenzellen überwachen die Sauerstoffkonzentration im Blut. Fällt die Sauerstoffkonzentration im Blut ab, steigt der Erythropoetinspiegel an und die Produktion zusätzlicher roter Blutkörperchen beginnt.

Jede Niere produziert Urin, der dann durch den Harnleiter fließt, ein hohles Rohr, das die Niere mit der Blase verbindet. Die Blase speichert den Urin, und wenn es Zeit ist zu urinieren, wird der Urin durch ein anderes Rohr, die Harnröhre, entleert.

Was ist eine chronische Nierenerkrankung (CKD)?

Eine chronische Nierenerkrankung bedeutet, dass Ihre Nieren geschädigt sind und die Filtration des Blutes nicht mehr richtig durchführen können. Der Zustand wird als "chronisch" bezeichnet, weil die Schädigung allmählich über eine lange Zeit erfolgt. Dieser Schaden kann zu einer Ansammlung von Abfallstoffen in Ihrem Körper führen. Eine Nierenerkrankung kann auch zu anderen Gesundheitszuständen führen. Die Hauptfunktion der Niere besteht darin, Urin zu produzieren, indem sie das überschüssige Wasser aus dem Blut filtert. Um das ordnungsgemäße Funktionieren unseres Körpers zu gewährleisten, halten die Nieren das Niveau von Elektrolyten wie Kalium, Kalzium, Natrium und Phosphor aufrecht. Außerdem produzieren Ihre Nieren Hormone, die den Blutdruck regulieren, rote Blutkörperchen produzieren und die Festigkeit Ihrer Knochen erhalten.

Eine Nierenerkrankung verschlimmert sich allmählich und kann zu Nierenversagen führen. Wenn Sie von Nierenversagen betroffen sind, ist eine Nierentransplantation oder eine Dialyse erforderlich, um Sie gesund zu erhalten. Eine frühzeitige Erkennung hilft Ihnen, die notwendigen Anpassungen vorzunehmen, um Ihre Nierenfunktionen zu erhalten.

Wie häufig ist CKD?

In den Vereinigten Staaten ist CKD bei Erwachsenen weit verbreitet. Die amerikanischen Erwachsenen, die CKD haben, könnten mehr als 30 Millionen sein.

Die Wahrscheinlichkeit, eine CKD zu entwickeln?

Sie haben ein größeres Risiko, an einer Nierenerkrankung zu erkranken, wenn Sie

1. **Diabetes.** Die häufigste Ursache für CKD ist Diabetes. Diabetes ist auf einen Anstieg des Blutzuckerspiegels zurückzuführen, der dann zu einer Schädigung der Blutgefäße in Ihren Nieren führen kann. Von 3 Erwachsenen mit Diabetes ist es wahrscheinlich, dass 1 Person an CKD leiden würde.

2. **Hoher Blutdruck.** Die zweithäufigste Ursache für CKD ist Bluthochdruck.

Bluthochdruck kann, wie auch Diabetes, Schäden in den Blutgefäßen Ihrer Nieren verursachen. Von 5 Erwachsenen mit Bluthochdruck hat 1 von ihnen möglicherweise CKD.

3. **Herzerkrankungen.** Studien haben einen Zusammenhang zwischen Nieren- und Herzerkrankungen entdeckt. Menschen, die eine Herzerkrankung haben, haben eine größere Chance, eine Nierenerkrankung zu entwickeln, und Menschen mit einer Nierenerkrankung haben eine größere Chance, eine Herzerkrankung zu entwickeln. Wissenschaftler führen umfangreiche Untersuchungen durch, um den Zusammenhang zwischen Herz- und Nierenerkrankungen vollständig zu verstehen.

4. **Familienanamnese von Nierenversagen.** Sie haben ein größeres Risiko, CKD zu entwickeln, wenn Ihr Vater, Ihre Mutter, Ihr Bruder oder Ihre Schwester an Nierenversagen leiden. Wenn Sie selbst nierenkrank sind, motivieren Sie Ihre Familie, sich testen zu lassen. Diskutieren Sie mit Ihrer Familie bei besonderen Familienanlässen mit Hilfe der Informationen aus dem Leitfaden für Familientreffen zur Gesundheit.

Je älter Sie werden, desto höher ist Ihr Risiko, eine Nierenerkrankung zu entwickeln. Sie haben ein größeres Risiko, eine Nierenerkrankung zu entwickeln, wenn Sie schon lange eine Herzerkrankung, Diabetes oder Bluthochdruck hatten.

Indianer, Hispanoamerikaner und Afroamerikaner haben ein höheres Risiko, an CKD zu erkranken. Das erhöhte Risiko ist in erster Linie auf eine erhöhte Rate von Bluthochdruck und Diabetes bei diesen Menschen zurückzuführen. Forscher untersuchen andere wahrscheinliche Ursachen für dieses höhere Risiko.

Was sind die Symptome von CKD?

Am Anfang kann CKD ohne jegliche Symptome auftreten. Sie sind vielleicht verwirrt darüber, wie es möglich ist, sich mit CKD normal zu fühlen. Unsere Nieren haben eine erhöhte Fähigkeit, ihre Funktionen zur Erhaltung unserer Gesundheit zu erfüllen. Zum Beispiel können Sie auch nach einer Nierenspende gesund bleiben. Eine Nierenschädigung kann auch auftreten, ohne dass Sie irgendwelche Symptome verspüren, weil Ihre Nieren trotz der Schädigung noch ausreichend funktionieren, um Ihre Gesundheit zu erhalten.

Der genaueste Weg, eine Nierenerkrankung festzustellen, ist für die meisten Menschen die Durchführung von Urin- und Bluttests. Sobald die Nierenerkrankung fortschreitet, kann eine Person Schwellungen haben, die als Ödeme bekannt sind. Ödeme treten auf, wenn die Nieren nicht in der Lage sind, überschüssiges Salz und Flüssigkeit auszuscheiden. Es tritt normalerweise in den Knöcheln, Füßen oder Beinen auf, manchmal auch im Gesicht oder an den Händen.

Symptome einer fortgeschrittenen CKD

Einige Symptome der fortgeschrittenen CKD sind

- Appetitlosigkeit

- Schwäche

- Häufiges oder reduziertes Wasserlassen

- Kopfschmerzen

- Kurzatmigkeit

- Taubheitsgefühl oder Juckreiz

- Unfähigkeit zu fokussieren

- Muskelkrämpfe

- Schlafschwierigkeiten

- Übelkeit

- Gewichtsverlust

- Erbrechen

Andere Symptome, die bei Menschen mit CKD beobachtet werden, sind Knochenerkrankungen, Unterernährung und Anämie.

Risikofaktoren

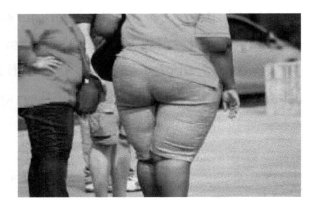

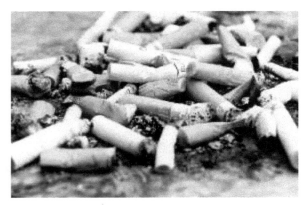

Einige Faktoren erhöhen Ihr Risiko, eine Nierenerkrankung zu entwickeln. Diese Faktoren sind:

- Adipositas

- Rauchen

- Alter

- Hoher Blutdruck

- Strukturelle Anomalien in der Niere

- Wenn Sie asiatisch-amerikanisch, indianisch oder afro-amerikanisch sind

- Herz-Kreislauf-Erkrankungen (betrifft das Herz und die Blutgefäße)

- Diabetes

- Familienanamnese von Nierenerkrankungen

Komplikationen

Fast jeder Teil Ihres Körpers kann von einer chronischen Nierenerkrankung betroffen sein. Ein paar der möglichen Komplikationen sind:

- Flüssigkeitsansammlungen, die zu Bluthochdruck, Lungenödemen (Flüssigkeitsansammlungen in der Lunge) oder Schwellungen in den Beinen und Armen führen können.

- Anämie

- Hyperkaliämie, d. h. ein abrupter Anstieg der Kaliumkonzentration in Ihrem Blut. Dies kann die Funktion Ihres Herzens beeinträchtigen und ist potenziell tödlich.

- Verminderung der Libido, verminderte Fruchtbarkeit oder erektile Dysfunktion.

- Herz-Kreislauf-Erkrankungen, die das Herz und die Blutgefäße betreffen.

- Erhöhte Anfälligkeit für Infektionen aufgrund einer verminderten Immunität.

- Verminderung der Knochenfestigkeit und höhere Anfälligkeit des Knochens.

- Nierenerkrankung im Endstadium, d. h. eine dauerhafte Schädigung der Nieren, die zum Überleben eine Nierentransplantation oder Dialyse erfordert.

- Schädigung des Zentralnervensystems, die die Konzentration beeinträchtigen und zu Krampfanfällen oder Persönlichkeitsveränderungen führen kann.

- Schwangerschaftskomplikationen, die zu Risiken für den wachsenden Fötus und die Mutter führen können.

- Perikarditis, die eine Entzündung des Herzbeutels ist - die sackartige Membran, die das Herz umschließt.

Stadien der CKD

Eine Veränderung der glomerulären Filtrationsrate (GFR) könnte ein Indikator für das Fortschreiten einer Nierenerkrankung sein. Großbritannien und viele andere Länder verwenden diese Methode, um das Stadium der Nierenerkrankung zu bestimmen.

- **Stufe 1**: Normale GFR. Obwohl eine Nierenerkrankung festgestellt wurde.

- **Stadium 2**: Die GFR beträgt weniger als 90 Milliliter, und es gibt Anzeichen für eine Nierenerkrankung

- **Stadium 3**: Die GFR beträgt weniger als 60 Milliliter, unabhängig von der Feststellung von Anzeichen einer Nierenerkrankung.

- **Stadium 4**: Die GFR beträgt weniger als 30 Milliliter, unabhängig von der Feststellung von Anzeichen einer Nierenerkrankung.

- **Stadium 5**: Die GFR beträgt weniger als 15 Milliliter. Die Niere hat versagt.

Bei den meisten Patienten mit chronischer Nierenerkrankung kommt es kaum zu einem Fortschreiten der Nierenerkrankung über das zweite Stadium hinaus. Die frühzeitige Diagnose einer Nierenerkrankung ist wichtig, um eine frühzeitige Behandlung zu gewährleisten und irreversible Schäden zu verhindern. Diabetiker sollten sich jährlich auf Mikroalbuminurie (das Vorhandensein von winzigen Proteinmengen im Urin) testen lassen. Dieser Test hilft bei der Früherkennung der diabetischen Nephropathie, d. h. der frühen Nierenschädigung, die durch Diabetes verursacht wird.

Können andere Gesundheitsprobleme durch CKD entstehen?

Eine Nierenerkrankung kann für andere Gesundheitsprobleme, wie z. B. Herzerkrankungen, verantwortlich sein. Wenn Sie mit einer Nierenerkrankung leben, sind Sie zunehmend gefährdet, einen Schlaganfall oder Herzinfarkt zu erleiden.

Hoher Blutdruck (HBP) kann sowohl eine Ursache als auch eine Folge von Nierenerkrankungen sein. HBP schädigt Ihre Nieren und eine Niere, die körperlich geschädigt ist, arbeitet nicht in dem Maße, um Ihren Blutdruck zu kontrollieren.

Wenn Sie an CKD leiden, sind Sie zunehmend anfällig für eine unerwartete Veränderung des Nierenzustands, die durch eine Krankheit, eine Verletzung oder einige Medikamente verursacht wird. Dies wird als akute Nierenverletzung (AKI) bezeichnet.

Wie wird Ihr tägliches Leben durch CKD beeinflusst?

Viele Menschen sind verunsichert, wenn es um ihre Nierenerkrankung geht, weil sie glauben, dass jede Nierenerkrankung eine Dialyse notwendig macht. Das ist aber nicht immer der Fall, denn die meisten nierenkranken Patienten brauchen keine Dialyse. Wenn Sie eine Nierenerkrankung haben, ist es möglich, ein normales Leben zu führen, das zu tun, was Ihnen Spaß macht, zu arbeiten, Zeit mit Freunden und Familie zu verbringen und tatsächlich körperlich aktiv zu bleiben. Möglicherweise müssen Sie jedoch Ihre Ernährungsgewohnheiten ändern, um Ihre Niere zu schützen und gesund zu erhalten.

Werden Ihre Nieren wieder gesund?

Eine Nierenerkrankung entwickelt sich mit der Zeit und die zugefügten Schäden hinterlassen bleibende Narben. Aufgrund der fortschreitenden Natur der Nierenerkrankung, können Sie den Prozess der Verringerung der negativen Auswirkungen wie die Aufrechterhaltung der Blutdruck und Blutzuckerspiegel, falls Sie Diabetiker sind zu steigern.

Was passiert, wenn Ihre Nieren versagen?

Wenn Ihre Niere versagt, bedeutet dies, dass weniger als 15 % der normalen Nierenfunktion vorhanden ist. In diesem Fall müssen Sie Ihren Arzt für eine Behandlung aufsuchen, um Ihren Körper gesund zu halten.

Prävention von CKD

Um Ihr Risiko, eine Nierenerkrankung zu entwickeln, zu vermindern:

1. **Befolgen Sie die Anweisungen auf den rezeptfreien Medikamenten.** Wenn Sie rezeptfreie Schmerzmittel verwenden, lesen Sie die Anweisungen auf dem Etikett und der Verpackung. Die Einnahme von zu vielen Schmerzmitteln sollte vermieden werden, da dies zu Nierenschäden führen kann. Sprechen Sie mit Ihrem Arzt, um herauszufinden, ob die Medikamente für Sie geeignet und sicher sind.

2. **Halten Sie ein gesundes Gewicht.** Wenn Sie derzeit ein gesundes Gewicht haben, versuchen Sie, es zu halten, indem Sie sich an mehr Tagen in der Woche körperlich betätigen. Wenn Sie jedoch Ihr Gewicht reduzieren müssen, wenden Sie sich an Ihren Arzt, um die geeigneten Schritte zur Gewichtsreduzierung zu erlernen. Normalerweise erfordert dies eine Erhöhung der täglichen körperlichen Aktivität und eine Verlangsamung der Kalorienzufuhr.

3. **Rauchen Sie nicht.** Das Rauchen von Zigaretten kann Ihre Niere schädigen und dazu führen, dass sich Ihre bereits geschädigte Niere weiter verschlechtert. Wenn Sie Raucher sind, sprechen Sie mit Ihrem Arzt darüber, was Sie tun müssen, um das Rauchen aufzugeben. Denken Sie daran, dass Selbsthilfegruppen, Beratungen und Medikamente Ihnen helfen können, mit dem Rauchen aufzuhören.

4. **Verwalten Sie Ihre medizinischen Bedingungen mit der Hilfe Ihres Arztes.** Falls Sie einige Krankheiten haben oder anfällig für das Risiko einer Nierenerkrankung sind, halten Sie sich an Ihren Arzt, der Ihnen helfen wird, diese zu kontrollieren. Informieren Sie sich bei Ihrem Arzt über die Tests und Symptome, auf die Sie achten müssen, um das Ausmaß Ihrer Nierenschädigung zu erkennen.

Behandlung von CKD

In der Zwischenzeit gibt es keine Heilung für eine langwierige Nierenerkrankung. Aber einige Therapien können helfen, die Anzeichen und Symptome zu kontrollieren, das Fortschreiten der Krankheit zu verlangsamen und die Gefahr von Komplikationen zu verringern.

Patienten mit einer länger andauernden Nierenerkrankung müssen in der Regel größere Dosen von Medikamenten einnehmen.

Die Behandlungen umfassen:

- **Behandlung von Anämie.** Hämoglobin ist ein Bestandteil der roten Blutkörperchen, die den lebenswichtigen Sauerstoff im Körper verteilen. Ein Mangel an Hämoglobin im Körper ist ein Zeichen für Anämie. Einige nierenkranke Patienten, die an Anämie leiden, benötigen Bluttransfusionen. Normalerweise muss ein nierenkranker Patient den verlorenen Sauerstoff mit einem Eisenpräparat ersetzen, entweder durch die tägliche Einnahme von Tabletten oder durch gelegentliche Injektionen.

- **Phosphat-Gleichgewicht.** Menschen, die an einer Nierenerkrankung leiden, können Phosphat möglicherweise nicht vollständig aus ihrem Körper entfernen. Daher wird empfohlen, dass sie ihre Phosphataufnahme über die Nahrung verlangsamen und dadurch den Konsum von Milchprodukten, Eiern, Fisch und rotem Fleisch reduzieren müssen.

- **Hoher Blutdruck.** HBP ist in der Regel mit Patienten mit chronischer Nierenerkrankung verbunden. Um die Niere zu schützen, ist es notwendig, den Blutdruck zu senken und damit das Fortschreiten der Krankheit zu verringern.

- **Juckreiz der Haut.** Wenn der Patient unter Hautjucken leidet, können Antihistaminika wie Chlorpheniramin verwendet werden, um die Symptome des Juckens zu reduzieren.

- **Medikamente gegen Übelkeit.** Patienten, die Nierenprobleme haben, können feststellen, dass sie sich krank fühlen (Übelkeit) als Folge von Giftstoffen, die sich im Körper ansammeln. Medikamente wie Cyclizin oder Metoclopramid können ihnen etwas Erleichterung verschaffen.

- **Nichtsteroidale Antirheumatika (NSAIDs).** NSAIDs wie Ibuprofen oder Aspirin sollten nicht eingenommen werden, es sei denn, sie werden vom Arzt verordnet.

- **Behandlung im Endstadium.** Dies tritt ein, wenn die Funktionalität der Niere zwischen 10-15 Prozent der Standardkapazität liegt. Die bisher aufgeführten Maßnahmen (Diät, Medikamente und Behandlungen) können nicht mehr wirken. Die Nieren von Patienten mit einer Nierenerkrankung im Endstadium können den Ausscheidungsprozess von Abfallstoffen und Flüssigkeit nicht mehr aufhalten. Der Patient benötigt eine sofortige Nierentransplantation, um am Leben zu bleiben, oder zumindest eine regelmäßige Dialyse, um die überschüssigen Abfallstoffe und Flüssigkeitsansammlungen abzuführen. Die meisten Ärzte werden wahrscheinlich die Notwendigkeit einer Dialyse oder einer Nierentransplantation so lange wie nötig aufschieben, da das Risiko wahrscheinlicher Komplikationen im Zusammenhang mit Transplantation und Dialyse besteht

- **Nierendialyse.** Dies ist der Prozess der Entfernung von Abfallprodukten und zu viel Flüssigkeit aus dem Blut, wenn die Niere nicht mehr richtig funktioniert. Die Dialyse birgt einige Risiken, wie z. B. Infektionen.

Die Dialyse hat zwei Haupttypen und jeder Typ hat Untertypen. Die beiden Haupttypen sind:

   o Hämodialyse: Hier wird das Blut aus dem Körper gepumpt und läuft durch einen Dialysator, der als Niere dient. Der Patient durchläuft dies etwa dreimal pro Woche und eine Sitzung dauert etwa drei Stunden.

   o Peritonealdialyse: Es wird ein Katheter in den Bauchraum implantiert, mit dem die Blutfiltration im eigenen Bauchraum erfolgt.

- **Nierentransplantation.** Dabei wird die geschädigte Niere gegen eine andere ausgetauscht, wenn der Patient außer der Niere keine weiteren Erkrankungen hat. Um diesen Austausch durchzuführen, wird ein chirurgischer Eingriff vorgenommen. Sowohl der Nierenspender als auch der Empfänger sollten ausnahmslos eine ähnliche Blutgruppe, ähnliche Zelloberflächenproteine und Antikörper haben, um das Risiko einer Abstoßung der transplantierten Niere zu verringern.

Um die Suche nach einem Spender kurz zu halten, sind Geschwister und nahe Verwandte des Nierenpatienten am besten geeignet, und wenn das nicht möglich ist, geht die Suche zu einem Leichenspender (tote Person) über.

- **Vitamin D.** Patienten mit einer Nierenerkrankung haben von Natur aus einen niedrigen Vitamin-D-Spiegel. Gesunde Knochen sind ein Ergebnis von Vitamin D, das aus der Sonne und aus der Nahrung gewonnen werden kann und das von den Nieren ausgelöst werden muss, bevor es für den Körper verfügbar ist.

- **Flüssigkeitsretention.** Menschen, die eine chronische Krankheit haben, müssen ihre Flüssigkeitsaufnahme einschränken. Wenn die Niere richtig arbeitet, riskiert der Patient, eine große Menge an Flüssigkeit anzusammeln.

- **Ernährung.** Die Regulierung Ihrer Ernährung ist wichtig, damit die Behandlung Ihrer Nierenerkrankung wirksam ist. Die Reduzierung der Eiweißmenge in der Ernährung kann das Fortschreiten der Erkrankung verlangsamen.

Die richtige Ernährung kann auch helfen, die Symptome der Übelkeit zu reduzieren. Sie müssen auch die Salzaufnahme regulieren, da sie mit Bluthochdruck verbunden ist. Der Kalium- und Phosphorverbrauch muss möglicherweise eingeschränkt werden, wenn er über einen längeren Zeitraum hinweg konsumiert wird.

Kapitel 2 - Die Nierendiät

Was ist "Nierendiät"?

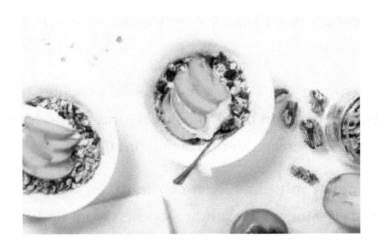

Menschen mit einer Nierenerkrankung müssen eine Nieren- oder Nierendiät einhalten, um ihre Blutabfälle zu reduzieren. Abfallstoffe im Blut werden aus der Nahrung und den Flüssigkeiten, die der Patient zu sich nimmt, freigesetzt. Wenn die Niere nicht richtig funktioniert, bedeutet dies, dass die Abfallstoffe nicht richtig gefiltert werden. Wenn Abfallstoffe im Blut zurückgehalten werden, hat dies Auswirkungen auf den Elektrolythaushalt des Patienten. Die Einhaltung der Nierendiät führt zu einer ordnungsgemäßen Funktion der Niere und reduziert die Häufigkeit eines vollständigen Versagens der Nierenfunktion.

Eine Nierendiät bedeutet wenig Phosphor und Natrium. Sie betont auch die Notwendigkeit, Mahlzeiten mit hochwertigem Eiweiß und einer geringen Menge an Flüssigkeit zu essen. Einige Patienten müssen sogar Kalium und Kalzium reduzieren. Wie wir wissen, ist der Körper jedes Menschen anders, daher ist es wichtig, dass jeder Patient einzeln mit einem Nierendiätassistenten zusammenarbeitet, um herauszufinden, welche Diät für ihn geeignet ist.

Eine Nierendiät ist eine Diät, die für einen nierenkranken Patienten empfohlen wird. Sie basiert auf dem Ausmaß der fortgeschrittenen Erkrankung, den Ergebnissen der Blutuntersuchung, den eingenommenen Medikamenten und allen anderen diätetischen Anforderungen. Es gibt keine Standard-Nierendiät, sie variiert von Patient zu Patient und kann sich im Laufe der Zeit nach Bedarf ändern. Die Nierendiät hat komplexe Ziele zu erfüllen und kann in die folgenden Punkte unterteilt werden:

- Um die Ansammlung von Giftstoffen zu verhindern, die gesunde Nieren auf natürliche Weise aus dem Blut entfernen.

- Um die Arbeit der Nieren zu reduzieren (vor der Dialyse).

- Um Komplikationen zu verhindern, die bei der Ansammlung von Toxinen auftreten können.

- Um die Ernährungsbedürfnisse des Nierenpatienten zu erfüllen.

Vorteile der Nierendiät?

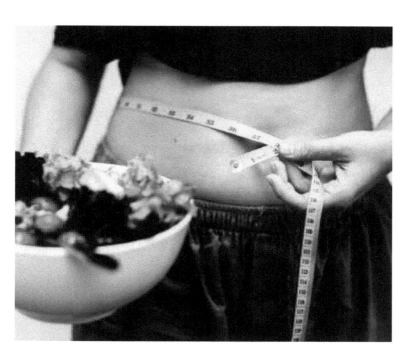

- **Kontrolle der Nierenerkrankung.** Die Nierendiät zielt darauf ab, dem Patienten zu helfen, die giftigen Abfälle im Körper auszuscheiden, Abfälle, die durch die Nahrung in den Körper gelangen können. Sie sorgt also dafür, dass unerwünschte

Stoffe aus der Nahrung ferngehalten werden.

- **Die Niere wird nicht überlastet.** Der Umgang mit bestimmten Elektrolyten und der Eiweißkonsum sind wichtig, damit die Niere gut funktionieren und den Blutdruck regulieren kann.

- **Verhindern Sie das Fortschreiten von Nierenversagen. Das** Hauptanliegen von Nierendiätassistenten ist es, ein Nierenversagen zu verhindern. Daher ist es wichtig, dass der Nierenplan gesund ist, um das Fortschreiten der Krankheit zu kontrollieren.

- **Kontrollieren Sie den Kalium- und Phosphorgehalt des Körpers.** Ein gut zusammengestelltes Nierendiät-Menü kann auch Ihren Eiweißkonsum regulieren und gleichzeitig die Knochenstärke erhalten, indem sichergestellt wird, dass der Phosphorgehalt nicht über dem liegt, was der Körper braucht.

Kapitel 3 - Nierendiät Frühstücksrezepte

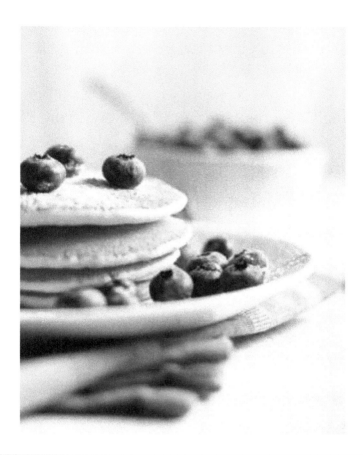

Dilly-Rührei

Zubereitungszeit: 15 Minuten

Portionsgröße: 2 Eier

Zutaten:

- 2 große Eier

- ½ Esslöffel getrocknetes Dillkraut

- ¼ Esslöffel schwarzer Pfeffer

- 1 Esslöffel zerbröckelter Ziegenkäse

Wegbeschreibung:

1. Stellen Sie einen glatten, antihaftbeschichteten Topf auf das Feuer und stellen Sie die Hitze auf mittlere Stufe.

2. Verquirlen Sie einige Eier in einem tiefen Teller und gießen Sie den Inhalt dann in die Heizpfanne.

3. Geben Sie ein wenig Cayennepfeffer und Dillkraut in die Pfanne.

4. Köcheln lassen, bis die Eier gebraten sind.

5. Garnieren Sie das Gericht mit zerkleinertem Chevre und servieren Sie es dann.

Morgen Bagel

Zubereitungszeit: 1o Minuten

Portionsgröße: 1/2 Bagel mit Toppings

Zutaten:

- 2 Scheiben rote Zwiebel

- 1 Bagel (2-Unzen-Größe)

- 2, ¼ Zoll dicke Tomatenscheiben

- 2 Esslöffel Frischkäse

- ½ Esslöffel Zitronenpfeffergewürz (natriumarm)

Wegbeschreibung:

1. Schneiden Sie einen Laib in Scheiben und grillen Sie ihn, bis er gold- oder gelbbraun ist.

2. Schmieren Sie etwas geschmolzenen Käse auf jede Brotscheibe.

3. Zwiebel und Tomate hacken und je eine Scheibe davon als Belag mit einem Klecks Sumach auflegen.

Apfel-Haferflocken-Custard

Zubereitungszeit: 10 Minuten

Portionsgröße: 1 Becher

Zutaten:

- ½ mittelgroßer Apfel

- 1 großes Ei

- 1/3 Tasse Haferflocken (schnell kochend)

- ½ Esslöffel Zimt

- ½ Tasse Mandelmilch

Wegbeschreibung:

1. Schneiden Sie einen Apfel in zwei Hälften.

2. Geben Sie Haferflocken, ein Ei und etwas Mandelmilch in eine Schüssel und verquirlen Sie sie gut.

3. Geben Sie den Apfel und eine Prise Zimt in die Mischung und verquirlen Sie alles gut.

4. Geben Sie die Mischung in die Mikrowelle und stellen Sie sie auf hohe Hitze, um sie 2 Minuten lang zu backen.

5. Prüfen Sie mit einer Gabel, ob er gut durchgebacken ist. Wenn nicht, backen Sie ihn noch 1 Minute weiter.

6. Wenn Sie Ihr Gericht lieber etwas weniger dickflüssig mögen, geben Sie von Anfang an mehr Mandelmilch oder Wasser hinzu, wenn Sie möchten.

Spinat-Ricotta-Frittata

Zubereitungszeit: 15 Minuten

Portionsgröße: 1 der 6 Portionen der Frittata

Zutaten:

- 2 Tassen Spinat (roh)

- 1 Tasse Ricotta-Käse

- 10 Omega-3-Eier

- 1 Esslöffel Olivenöl

- 1 Esslöffel gehackte frische Kräuter

- 1 Knoblauchzehe (gehackt)

- 1 mittelgroße Zwiebel (gehackt)

Wegbeschreibung:

- Stellen Sie den Ofen auf eine Temperatur von ca. 370°F ein und lassen Sie ihn einige Minuten lang laufen.

- Während Sie den Ofen vorheizen, bestreichen Sie einen glatten, antihaftbeschichteten Topf mit Olivenöl und dünsten darin Zwiebeln und Knoblauch an.

- Geben Sie etwas Spinat hinzu und dünsten Sie ihn, bis er welk wird.

- Verquirlen Sie etwas frisch eingelegtes Gemüse, Käse und Eier miteinander und geben Sie diese dann zu der gesalzenen Mischung in die Pfanne.

- Geben Sie die angebratene Masse für ca. 10 Min. oder so lange, bis die Oberseite vollständig fest geworden ist, in den nun heißen Ofen.

- Das Gericht anrichten und noch heiß servieren.

Blaubeer-Pfannkuchen

Zubereitungszeit: 40 Minuten

Portionsgröße: 2 Pfannkuchen (12 Pfannkuchen pro Rezept)

Zutaten:

- 2 leicht geschlagene, mittelgroße Eier

- 1 ½ Tassen normales Allzweckmehl (gesiebt)

- 3 Esslöffel Zucker

- 1 Esslöffel Backpulver

- 2 Esslöffel geschmolzene salzfreie Margarine

- 1 Tasse Buttermilch

- 1 Tasse Blaubeeren (in Dosen oder gefroren), abgespült

Wegbeschreibung:

- Zucker, Mehl und Backpulver in einen tiefen Teller geben.

- Die anderen Zutaten hinzufügen: Eier, Margarine, Buttermilch und Beeren. Rühren Sie, bis die Mischung glatt ist.

- Schmieren Sie etwas Öl oder Butter in die 12-Zoll-Pfanne und erhitzen Sie sie.

- Messen Sie die Pfannkuchen mit einer Dritteltasse ab und braten Sie sie, bis sie gut durchgebraten sind. Wenden Sie den Pfannkuchen höchstens ein Mal.

Morgen-Energie-Riegel

Zubereitungszeit: 50 Minuten

Portionsgröße: 1 Riegel (8 Riegel pro Rezept)

Zutaten:

- ¼ Esslöffel Zimt (gemahlen)

- 1 Tasse Hafer (gewalzt)

- 1/4 Tasse Mini-Schokoladenchips (halbsüß)

- 3 Esslöffel ungesalzene Erdnüsse, gehackt

- 3 große Eier

- 1/3 Tasse Kokosraspeln

- 3 Esslöffel Honig

- 1/3 Tasse Apfelmus

Wegbeschreibung:

1. Stellen Sie den Ofen auf 325°F ein und lassen Sie ihn eine Weile aufheizen.

2. Geben Sie eine Mischung aus Haferflocken, Schokoladenchips, Erdnüssen, Kokosnuss und Zimt in einen tiefen Teller.

3. In einem separaten tiefen Teller einige Eier, Honig und Apfelmus verquirlen, bis die Mischung glatt ist.

4. Nehmen Sie nun beide Mischungen und vermischen Sie sie, bis eine möglichst glatte Masse entsteht.

5. Dann die Mischung gleichmäßig auf die Innenseite der beschichteten 9x9 Auflaufform verteilen.

6. Etwa 40 Minuten im Ofen backen lassen.

7. Aus dem Ofen nehmen und abkühlen lassen, dann die Riegel in kleine Quadrate zerschneiden.

8. Sie können den Rest in einem gut abgedeckten Behälter eine Woche lang im Kühlschrank aufbewahren.

Apfel-Kleie-Muffins

Zubereitungszeit: 25 Minuten

Portionsgröße: 1 Muffin (12 Portionen pro Rezept)

Zutaten:

- 1/2 Tasse Rosinen

- 2 Tassen Weizenvollkornmehl

- 1 1/4 Teelöffel Backpulver

- 1 1/2 Tassen Weizenkleie

- 1 Esslöffel Orangenschale (gerieben)

- 1/4 Esslöffel Muskatnuss

- 1 Tasse Apfel (zerkleinert)

- 1 Orange (entsaften)

- 1/2 Tasse Sonnenblumenkerne oder Nüsse (gehackt)

- 1 mittelgroßes Ei (verquirlt)

- 2 Tassen Sauermilch oder Buttermilch (abgeschöpft)

- 2 Esslöffel Öl

- 1/2 Tasse Melasse

Wegbeschreibung:

1. Stellen Sie den Ofen auf etwa 350°F ein und lassen Sie ihn eine Weile heizen.

2. Geben Sie M-Backpulver, Muskatnuss, Kleie und Mehl in eine Schüssel.

3. Fügen Sie einige Äpfel, Nüsse/Samen, Rosinen und Orangenschale hinzu.

4. Pressen Sie eine Orange in eine Tasse aus und fügen Sie dem Orangensaft etwas Buttermilch hinzu, um 2 Tassen Saft zu erhalten.

5. Mischen Sie den Saft mit etwas Öl, Eiern und Ahornsirup und rühren Sie, bis Sie zufrieden sind

6. Mischen Sie die flüssige Mischung und die trockene Mischung zusammen und verquirlen Sie sie.

7. Gießen Sie die glatte Mischung in die bereits mit Pflanzenöl oder Butter beschichtete Muffinform.

8. Stellen Sie sicher, dass die Pfannen nur zu 2/3 gefüllt sind, bevor Sie sie für ca. 25 Minuten in den Ofen schieben.

Morgen-Burritos mit Eiern und mexikanischer Wurst

Zubereitungszeit: 30 Minuten

Portionsgröße: 3 Portionen pro Rezept

Zutaten:

- 3 Mehltortillas

- 3 geschlagene Eier

- 3 Unzen Chorizo (mexikanische Wurst)

Wegbeschreibung:

1. Brutzeln Sie einige Würstchen in einer Bratpfanne an, bis sie dunkel werden.

2. Geben Sie in dieselbe Pfanne einige Eier und lassen Sie sie köcheln.

3. Wenn sie fertig sind, legen Sie die gekochten Eier und Würstchen auf die warmen Pfannkuchen und klappen die Ränder um (um ein Auslaufen zu verhindern), dann rollen Sie den ungesäuerten Pfannkuchen auf.

Alaska Gebackene Makkaroni und Käse

Zubereitungszeit: 30 Minuten

Portionsgröße: 8 Portionen pro Rezept

Zutaten:

- 3 Tassen Bowtie, Ellbogennudeln oder kleine Schale oder

- 2 Esslöffel Mehl

- 2 Esslöffel ungesalzene Butter

- 2 Tassen Milch

- ½ Esslöffel Senfpulver

- ½ Esslöffel Paprika

- 1 Esslöffel frischer Thymian oder Estragon, gehackt oder 1 Teelöffel trocken

- 2 Tassen Cheddar, Gouda oder eine beliebige Kombination von Käse

- gehackte Mandeln oder Croutons nach Geschmack

Wegbeschreibung:

1. Ofen auf eine Temperatur von 350°F einstellen, dann aufheizen lassen

2. Kochen Sie die Nudeln in einem großen Topf, bis sie bissfest sind.

3. Während Sie die Nudeln kochen, messen Sie etwas Mehl und Butter in einer mittelgroßen Tasse ab und stellen die Mischung für ca. 2 Minuten in die Mikrowelle, bis sie sich gelb-braun verfärbt.

4. Gießen Sie vorsichtig etwas Milch hinzu und rühren Sie um. Stellen Sie die Mehl-Butter-Mischung dann wieder in die Mikrowelle, bis sie dickflüssig wird, bevor Sie die Gewürze hinzufügen.

5. Den Topf mit den Nudeln abtropfen lassen, dann Käse und Soße hinzufügen. Die Mischung in eine bereits beschichtete Auflaufform gießen und 20 Minuten backen.

6. Fügen Sie während der letzten 5 Minuten Mandeln oder gehacktes Brot als Topping hinzu.

Kapitel 4 - Nierendiät-Mittagsrezepte

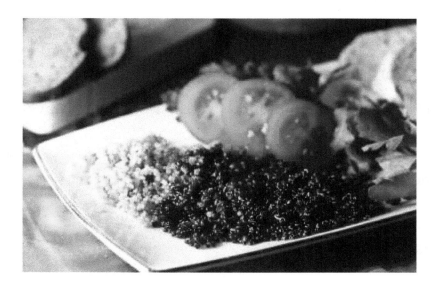

Knusprige Hähnchen-Wraps

Zubereitungszeit: 10 Minuten

Portionsgröße: ½ Wrap (4 Portionen pro Rezept)

Zutaten:

- 8 Unzen Hühnerfleisch in Dosen (natriumarm)

- 1 mittelgroße Karotte

- 1 Stange Staudensellerie

- 1/4 Tasse Mayonnaise (fettarm)

- 1/2 rote Paprika

- 2 Vollkorn-Lavasch

- 2 Fladenbrot-Wraps

- 1/2 Teelöffel pulverisierte Zwiebel

Wegbeschreibung:

1. Paprika, Stangensellerie und Möhren in kleine Würfel schneiden und in einem tiefen Teller mischen.

2. Holen Sie einen weiteren tiefen Teller und mischen Sie Mayonnaise und Zwiebelpulver darin.

3. Bestreichen Sie jedes Fladenbrot mit etwa 2 Esslöffeln der Mayo-Mischung.

4. Messen Sie etwa 4 Unzen Hähnchenfleisch ab und legen Sie es auf eine Hälfte des Pitabrots und etwa die Hälfte des Gemüses.

5. Das Fladenbrot zu einer Rolle falten und diagonal in zwei Hälften schneiden. Mit einem Zahnstocher festhalten.

Kühler und knackiger Gurkensalat

Zubereitungszeit: 5 Min.

Portionsgröße: ½ Tasse (4 Portionen pro Rezept)

Zutaten:

- 2 Esslöffel italienisches oder Caesar-Salatdressing

- 2 Tassen in Scheiben geschnittene frische Gurke ¼-Zoll-Scheiben (Sie können schälen, wenn Sie es wünschen)

- Frisch gemahlener schwarzer Pfeffer zum Abschmecken

Wegbeschreibung:

1. Mischen Sie in einem tiefen Teller etwas Salatdip und Gurkenscheiben.

2. Decken Sie die Schale mit ihrem Deckel ab und schütteln Sie sie gut.

3. Sprühen Sie etwas gemahlenen Cayennepfeffer und stellen Sie die abgedeckte Schale dann in den Kühlschrank.

4. Gekühlt servieren.

Drei-Erbsen-Salat mit Ingwer-Limetten-Vinaigrette

Zubereitungszeit: 15 Minuten;

Portionsgröße: ½ Tasse (6 Portionen pro Rezept)

Zutaten:

- 1 Tasse Zuckerschoten

- 1 Tasse frische oder aufgetaute gefrorene süße Erbsen

- 1 Tasse Zuckerschoten

Vinaigrette:

- ¼ Tasse frischer Limettensaft

- 1/2 Esslöffel Sojasauce, natriumreduziert

- ½ Esslöffel frischer Ingwer, gehackt

- ½ Esslöffel frische Limettenschale

- 1 Esslöffel scharfes Sesamöl

- 1 Esslöffel Sesamsamen

- ½ Tasse Traubenkernöl oder Rapsöl

Optional: grober schwarzer Pfeffer (frisch gemahlen) nach Geschmack

Wegbeschreibung:

1. Rösten Sie einige Sesamsamen in einer erhitzten Pfanne unter ständigem Schwenken maximal 3-5 Minuten.

2. Stellen Sie den Herd auf hohe Hitze, bringen Sie etwas Wasser in einem großen Topf zum Kochen und kochen Sie die Erbsen für ca. 2 Minuten, dann lassen Sie sie abtropfen. Sofort danach die Erbsen in kaltes Wasser geben und wieder abtropfen

lassen.

3. Machen Sie in einem anderen tiefen Teller eine feine Mischung aus Cayennepfeffer, Limettensaft, Sojasauce und etwas Gewürz. Rühren Sie etwa 2 Minuten lang weiter.

4. Geben Sie unter ständigem Rühren etwas Ingwer in die Mischung. Träufeln Sie etwas Rapsöl und wenig Sesamöl hinzu. Verquirlen Sie die Mischung gut, bis sie homogen ist.

5. In einem größeren tiefen Teller die Erbsenmischung und den Salatdip zusammengeben und verquirlen, bis eine möglichst glatte Masse entsteht, dann den Sesam zum Wegwerfen entfernen.

6. Fügen Sie etwas Cayennepfeffer hinzu und servieren Sie dann.

Knuspriger Quinoa-Salat

Zubereitungszeit: 20 Minuten

Portionsgröße: 1/2 Tasse (8 Portionen pro Rezept)

Zutaten:

- 2 Tassen Wasser

- 1 Tasse gespülte Quinoa

- ½ Tasse entkernte und gewürfelte Gurken

- 5 gewürfelte Kirschtomaten

- ¼ Tasse gehackte frische Minze

- 3 gehackte grüne Zwiebeln

- 2 Esslöffel frischer Zitronensaft

- ½ Tasse gehackte flache Blattpetersilie

- 4 Esslöffel Olivenöl

- 1 EL geriebene Zitronenschale (Zesten)

- ½ Kopf Bibb- oder Boston-Salat, in Tassen geteilt

- ¼ Tasse geriebener Parmesankäse

Wegbeschreibung:

1. Waschen Sie einige Quinoa gut unter fließendem Wasser und lassen Sie sie danach abtropfen. Stellen Sie die Flamme auf mittlere oder hohe Hitze ein, dann geben Sie die Quinoa in eine Pfanne und rösten sie 2 Minuten lang. Achten Sie darauf, dass Sie immer wieder umrühren.

2. Fügen Sie etwa 2 Tassen sauberes Trinkwasser hinzu und kochen Sie den Inhalt.

3. Nachdem die Mischung zu kochen begonnen hat, reduzieren Sie die Flamme, decken Sie die Pfanne mit dem Deckel ab und lassen Sie sie dann ca. 10 Minuten lang kochen. Verwenden Sie eine Gabel, um zu prüfen, ob es fertig ist.

4. Mischen Sie die Tomaten, Zwiebeln, Gurken, Zitronensaft, Olivenöl und Gewürze.

5. Geben Sie dann die Quinoa in die Mischung.

6. Löffeln Sie das Gericht in kleine Salatbecher und streuen Sie etwas Käse als Topping darüber.

Dijon-Huhn

Zubereitungszeit: 35 Minuten

Portionsgröße:4 Portionen pro Rezept

Zutaten:

- ½ Esslöffel Currypulver

- 1/4 Tasse Dijon-Senf

- 4 Hühnerbrüste ohne Knochen

- ½ Esslöffel Zitronensaft

- 3 Esslöffel Honig

Wegbeschreibung:

1. Stellen Sie die Temperatur des Ofens auf 350°F ein.

2. Legen Sie das Hähnchen in ein Backblech.

3. Stellen Sie die Sauce aus dem Currypulver, Dijon-Senf, Zitronensaft und Honig her.

4. Bestreichen Sie das ganze Huhn mit der Sauce.

5. Lassen Sie das Huhn etwa 30 Minuten backen, bis das Huhn selbst 165 Grad heiß ist.

Fruchtiger Hühnersalat

Zubereitungszeit: 5 Minuten

Portionsgröße: 8 Portionen pro Rezept

Zutaten:

- 1 Tasse gehobelte Mandeln

- 12,5 Unzen Hühnerfleisch in Dosen oder 2 Tassen gekochte Hühnerbrüste (in Würfel geschnitten)

- 1 gehackte grüne Zwiebel

- 1 gehackte Stange Staudensellerie

- 1 gewürfelter Apfel

- 2 Tassen kernlose Weintrauben

- 1/2 Tasse saure Sahne

- 3/4 Tasse Rosinen

- ½ Esslöffel ungewürzter Reisessig

- 1/4 Tasse Mayo

- 1/2 Teelöffel Chinesische Fünf-Gewürze-Mischung

- 2 Teelöffel Zucker

Wegbeschreibung:

1. In einer Schüssel eine Mischung aus Mandeln, Hähnchen, Sellerie, grünen Zwiebeln, Trauben, Rosinen und Äpfeln in einem tiefen Teller anrichten.

2. Machen Sie in einer anderen Schüssel eine weitere Mischung aus Mayonnaise, Reis, Essig, Zucker, saurer Sahne und etwas chinesischem Spezialgewürz in einem anderen tiefen Teller.

3. Mischen Sie beide Inhalte miteinander.

Zitronenkur-Hühnersalat

Zubereitungszeit: 5 Minuten

Portionsgröße: 4 Portionen pro Rezept

Zutaten:

- 1/4 Tasse aufgetautes gefrorenes Limonadenkonzentrat

- 1/4 Tasse Pflanzenöl

- 1/4 Teelöffel pulverisiertes Curry

- 1/8 Esslöffel gemahlener Ingwer

- 1 1/2 Tassen gekochtes und gewürfeltes Huhn

- 1/8 Teelöffel pulverisierter Knoblauch

- 1/2 Tasse geschnittener Sellerie

- 1 1/2 Tassen halbierte Weintrauben

Wegbeschreibung:

1. Stellen Sie in einem Behälter eine Mischung aus konzentrierter Limonade, Öl und Gewürzen her.

2. Fügen Sie den restlichen benötigten Inhalt hinzu: Pflanzenöl, Currypulver, gemahlenen Ingwer, gekochte Hühnerwürfel, Knoblauch, Sellerie und Trauben. Rühren Sie alles vorsichtig zusammen.

3. Am besten gekühlt servieren.

Italienischer Auberginen-Salat

Zubereitungszeit: 25 Minuten

Portionsgröße: 4 Portionen pro Rezept

Zutaten:

- 1 klein gehackte Zwiebel

- 3 Tassen gewürfelte Aubergine

- 1 gehackte Knoblauchzehe

- 2 Esslöffel Weißweinessig

- 1/4 Teelöffel schwarzer Pfeffer

- 1/2 Teelöffel Oregano

- 3 Esslöffel Olivenöl

- 1 gehackte mittelgroße Tomate

DAS NIERENERKRANKUNGS-REZEPTBUCH [2 IN 1] BY LINDO CHEF

Wegbeschreibung:

1. Kochen Sie etwas Wasser in einer Pfanne, geben Sie dann einige Auberginen hinzu und lassen Sie sie eine Weile kochen.

2. Senken Sie die Flamme, decken Sie den Topf ab und kochen Sie ihn etwa 10 Minuten lang weiter, bis die Auberginen weich sind. Gießen Sie danach das Wasser ab.

3. In einen tiefen Teller die abgetropften Auberginen und einige Zwiebeln geben

4. Machen Sie in einem anderen tiefen Teller eine Mischung aus Knoblauch, Pfeffer und Essig.

5. Gießen Sie diese Essigmischung in die Schale mit den Auberginen.

6. Drehen und wenden Sie dann etwas Öl so gründlich wie möglich in die Mischung einrühren. Jetzt können Sie servieren.

Hawaii-Hühnersalat

Zubereitungszeit: 5 Minuten

Portionsgröße: ¾ Tasse (4 Portionen pro Rezept)

Zutaten:

- 1-1/4 Tassen Kopfsalat (zerkleinert)

- 1/2 Tasse Staudensellerie (gewürfelt)

- 1 Tasse abgetropfte Ananasstücke (ungesüßt)

- 1-1/2 Tassen Huhn (gekocht und gehackt)

- 1 Esslöffel Zitronensaft

- 1/4 Esslöffel Zucker

- Ein Spritzer Tabasco-Sauce

- 1/2 Tasse Mayonnaise

- Eine Prise Paprika

- 1/4 Teelöffel Pfeffer

Wegbeschreibung:

1. Bereiten Sie eine Mischung aus Ananas, Sellerie, Salat und Huhn in einem tiefen Teller vor.

2. Stellen Sie eine weitere Mischung in einer separaten tiefen Schale her, die Zucker, Mayonnaise, Zitronensaft und scharfen Pfeffer enthält.

3. Fügen Sie beide Mischungen zusammen und verwirbeln Sie sie zu einer homogenen Mischung.

4. Einige Paprikascheiben aufspritzen und auf einem Salatblatt servieren.

Kapitel 5 - Nierendiät Dinner-Rezepte

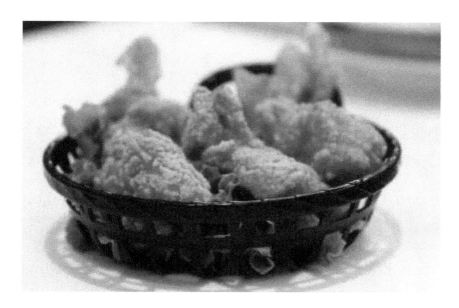

Curry-Pute und Reis

Zubereitungszeit: 25 Minuten

Portionsgröße: 6 Portionen pro Rezept

Zutaten:

- 1 Pfund Putenbrust, in 8 Schnitzel geschnitten

- ½ Pflanzenöl

- 1 Esslöffel Margarine (ungesalzen)

- 1 gehackte mittelgroße Zwiebel,

- 2 Esslöffel Mehl

- 1 Esslöffel Currypulver (Currypulver gibt es in mild oder würzig.)

- 1/2 Tasse Kaffeeweißer (milchfrei)

- 1 Tasse Hühnerbrühe (natriumarm)

- 2 Tassen weißer Reis (gekocht)

- ½ Esslöffel Zucker

Wegbeschreibung:

1. Geben Sie etwas Öl in eine große Pfanne und legen Sie den Truthahn hinein. Braten Sie den Truthahn etwa 10 Minuten lang an und wenden Sie ihn einmal, bis er eine goldbraune Farbe annimmt.

2. Schütten Sie den Truthahn in Schüsseln und verwenden Sie Folie zum Abdecken und als Wärmespender.

3. In der gleichen Pfanne Zwiebel und Currypulver in geschmolzene Margarine geben. Unter Rühren ca. 5 Minuten anbraten.

4. Unter ständigem Rühren etwas Mehl hinzufügen.

5. Gießen Sie die Hühnerbrühe, den Zucker und die Sahne (Nicht-Milchprodukt) hinzu. Achten Sie darauf, dass Sie auch während der Zugabe dieser Zutaten weiterrühren. Rühren Sie, bis die Mischung in der Pfanne dick wird.

6. Geben Sie den Truthahn zurück in den Topf. Rühren Sie weitere 2 Minuten.

7. Servieren Sie den Reis mit dem Putenfleisch und seiner Sauce.

Hähnchen-Nuggets mit Honig-Senf-Soße

Zubereitungszeit: 20 Minuten

Portionsgröße: 1 Esslöffel Sauce auf 3 Nuggets (12 Portionen pro Rezept)

Zutaten:

- Antihaft-Kochspray

- 1/2 Tasse Mayonnaise

- 1 Pfund Hähnchenbrust (ohne Knochen), in 36 mundgerechte Stücke geschnitten

- 1 Esslöffel Dijon-Senf

- 1 Esslöffel Worcestershire-Sauce

- 1/3 Tasse Honig

- 2 Esslöffel flüssige milchfreie Sahne

- 1 verquirltes, mittelgroßes Ei

- 3 Tassen natriumarme Cornflakes (fein zerkleinert)

Wegbeschreibung:

1. Geben Sie Honig, Senf, Mayonnaise und Worcestershire-Sauce in einen tiefen Teller und mischen Sie sie gründlich.

2. Stellen Sie die Mischung aus Honig, Senf und Worcestershire-Sauce in den Kühlschrank. Während Sie die Mischung kühlen, kochen Sie einige Nuggets.

3. Servieren Sie gekochte Nuggets und verwenden Sie die Mischung als Sauce.

4. Stellen Sie den Ofen auf eine Temperatur von 400°F ein.

5. Verquirlen Sie einige Eier und Sahne (Nicht-Milchprodukte).

6. Zerdrücken Sie die Cornflakes und geben Sie die entstandenen Stücke in einen Ziploc-Beutel.

7. Geben Sie die Hähnchenstücke in die verquirlte Eimischung und geben Sie die Cornflakes-Brocken hinein.

8. Legen Sie einige Nuggets auf ein bereits mit Butter bestrichenes Backblech und backen Sie sie ca. 15 Minuten oder bis sie gut durchgebacken sind.

Mac in a Flash (Makkaroni und Käse)

Zubereitungszeit: 15 Minuten

Portionsgröße: 4 Portionen (pro Rezept)

Zutaten:

- 1/4 Teelöffel trockener gemahlener Senf

- 3 Tassen Wasser

- 1 Tasse ungekochte Nudeln, beliebige Form

- ½ Esslöffel ungesalzene Butter

- 1/2 Tasse geriebener Cheddar-Käse

Wegbeschreibung:

1. Nudeln in kochendes Wasser geben und ca. 7 Minuten köcheln lassen, bis sie weich sind, dann abgießen.

2. Die heißen, gekochten Nudeln mit Käse bespritzen, gemahlene Senfbutter dazugeben und umrühren.

3. Servieren Sie dieses Gericht heiß.

Salzarmes Rührbraten

Zubereitungszeit: 15 Minuten

Portionsgröße: 2 Portionen pro Rezept

Zutaten:

- 1/2 Teelöffel Sesamsamen

- 1 Esslöffel Olivenöl

- 4 Tassen (ca. 3/4 Pfund) gemischtes Grünzeug (Kopfsalat, Mangold, Rüben)

- 1/4 Teelöffel Currypulver

- 1 Tasse dünn geschnittene Zwiebeln

- 1/2 Tasse Reis- oder Weißweinessig

- 1 Esslöffel Sojasauce (natriumarm)

- 1/2 Teelöffel Sesamöl

- 8 Unzen gewürfelter Tofu

Wegbeschreibung:

1. Schneiden Sie das Grünzeug in lange Streifen von bis zu 2 Zoll Länge.

2. Öl in eine Bratpfanne gießen und erhitzen.

3. Zwiebeln hinzufügen und ca. 2 Minuten braten, bis die Zwiebeln klar und fast durchsichtig sind.

4. Besprühen Sie die Zwiebeln mit Curry, Zucker und etwas Grünzeug.

5. Decken Sie die Pfanne mit dem Deckel ab und reduzieren Sie die Flamme.

6. Lassen Sie das Gemüse etwa 8 Minuten köcheln, bis es weich ist, und rühren Sie dabei von Zeit zu Zeit um.

7. Wenn es klebrig wird, fügen Sie nur eine kleine Menge Wasser hinzu.

8. Achten Sie darauf, nicht zu lange zu kochen. Sobald Ihr Gemüse anfängt, sich dunkel zu verfärben, wissen Sie, dass Sie kurz davor sind, es zu überkochen.

9. Verwenden Sie einen gelochten Löffel, um das Gemüse ohne Saft zu schöpfen.

10. Geben Sie Essig und Sojasauce zum Gemüsesaft und kochen Sie ihn auf.

11. Warten Sie, bis der Saft dickflüssig ist, und träufeln Sie ihn dann über das Gemüse.

12. Mit Sesamöl und Sesamsamen bestreichen.

Ein Pulled Pork BBQ Stil

Zubereitungszeit: 6 Stunden

Portionsgröße: 10-12 Portionen pro Rezept

Zutaten:

- 4 Pfund Schweinsschulterbraten

- 1 Tasse Tomatensauce (ohne Salzzusatz)

- 1 Tasse Ketchup (natriumarm)

- 2/3 Tasse Rotweinessig

- 2/3 Tasse brauner Zucker

- 2 Teelöffel Flüssigrauch

- 1/4 Tasse Melasse

- 1/4 Teelöffel Zwiebelpulver

- 1/4 Teelöffel Knoblauchpulver

- 1/2 Teelöffel Paprika

- 1/4 Teelöffel Chilipulver

- 1/4 Teelöffel Zimt

- 1/4 Teelöffel Selleriesamen

- 1/2 Teelöffel schwarzer Pfeffer

- 1/4 Teelöffel Cayennepfeffer

Wegbeschreibung:

1. Stellen Sie die BBQ-Sauce her, indem Sie die Zutaten außer dem Schweinefleisch in einem tiefen Teller vermischen.

2. Geben Sie das Schweinefleisch in einen Slow Cooker und gießen Sie dann die bereits zubereitete BBQ-Sauce ebenfalls in den Topf.

3. Stellen Sie den Herd auf niedrige Hitze zum Garen über Nacht oder auf hohe Hitze für mindestens 6 Stunden.

4. Wenn die Temperatur auf 165°F eingestellt ist, wissen Sie, wann das Fleisch gar ist und herausgenommen werden kann.

5. Verwenden Sie zwei Gabeln, um das Schweinefleisch in Teile zu zerlegen.

6. Mit Reis oder in einem Hamburgerbrötchen servieren.

Huhn-Pot-Pie-Eintopf

Zubereitungszeit: 1 Stunde 30 Minuten

Portionsgröße: 1 Tasse (8 Portionen pro Rezept)

Zutaten:

- 2 Quarts Hühnerbrühe (natriumarm)

- 1½ Pfund entbeinte und hautlose, frische Hähnchenbrust (natur)

- ½ Tasse Mehl

- ¼ Tasse Rapsöl

- ½ Tasse gewürfelte, frische Zwiebeln

- ½ Tasse gewürfelte, frische Karotten

- 1 Esslöffel schwarzer Pfeffer

- ¼ Tasse gewürfelter, frischer Sellerie

- 2 Teelöffel Hühnerbase (natriumarm)

- 1 Esslöffel McCormick oder ein anderes natriumfreies italienisches Gewürz

- ½ Tasse helle Sahne

- ½ Tasse süße Erbsen (frisch oder gefroren), aufgetaut

- 1 Tasse Cheddar-Käse (fettarm)

- 1 gefrorenes, gekochtes und mundgerechtes Stück Tortenkruste

Wegbeschreibung:

1. Frieren Sie das pulverisierte Fleisch etwa 30 Minuten lang ein.

2. Würfeln Sie etwas pulverisiertes Hühnerfleisch, wenn es fertig und aufgetaut ist.

3. Geben Sie das Huhn mit der Brühe in einen großen Slow Cooker und stellen Sie ihn auf hohe Hitze für etwa 30 Minuten.

4. Während das Hähnchen kocht, geben Sie Mehl und Öl in eine Schüssel und mischen es.

5. Gießen Sie die glatte Mischung aus Öl und Mehl langsam in die Hühnerbrühe und stoppen Sie erst, wenn sie dickflüssig ist. Senken Sie die Hitze auf eine niedrige Temperatur und lassen Sie sie weitere 15 Minuten kochen.

6. Geben Sie die Zwiebeln, den Sellerie, die Karotten, den Cayennepfeffer, die Brühe und die Gewürze hinein.

7. Lassen Sie alles weitere 15 Minuten kochen.

8. Schalten Sie den Herd aus und träufeln Sie Sahne und Erbsen auf Ihr Gericht. Rühren Sie gut um.

9. In Tassen servieren und mit Käse und Cobbler garnieren.

Kohl-Zwiebel-Paprika-Medley

Zubereitungszeit: 5 Minuten

Portionsgröße: 1/4 (4 Portionen pro Rezept)

Zutaten:

- ½ Tasse frische grüne Paprika

- ½ Tasse frische rote Paprika

- ½ Tasse gehackte frische Zwiebeln

- ½ Tasse frische gelbe Paprika

- 3 Esslöffel weißer Essig

- 2 Tassen geschredderter Kohl (frisch)

- 1 ½ Teelöffel brauner Zucker

- 1 Esslöffel Rapsöl

- 1 ½ Teelöffel Pfeffer

- 1 ½ Teelöffel Dijon-Senf

Wegbeschreibung:

1. Schneiden Sie einige Paprikaschoten in Streifen von mindestens 2 cm Länge.

2. In einem glatten, antihaftbeschichteten Topf die Paprika, einen Teil des Kohls und die Zwiebeln unter vorsichtigem Rühren vermischen.

3. Mischen Sie die anderen Zutaten und etwas Essig in einem Behälter und schütteln Sie gut.

4. Gießen Sie die gut geschüttelte Mischung zum Gemüse in der Kasserolle und rühren Sie um.

5. Stellen Sie den Topf auf mittlere Hitze und lassen Sie den Inhalt unter gelegentlichem Rühren kochen, bis der Kohl weich ist.

Rotkohl-Kasserolle

Zubereitungszeit: 2 Stunden 35 Minuten

Portionsgröße: 1/2 Tasse (8 Portionen pro Rezept)

Zutaten:

- 1 Tasse gehackte frische Zwiebel

- 4 Tassen geschredderter frischer Rotkohl

- ¼ Tasse Rotweinessig

- 3 Tassen geschälte, frische Äpfel (entkernt und in Scheiben geschnitten)

- 2 Esslöffel brauner Zucker

- ¼ Tasse Wasser

- 2 Esslöffel Butter (ungesalzen)

- ¼ Teelöffel gemahlener schwarzer Pfeffer

Wegbeschreibung:

1. Stellen Sie den Ofen auf eine Temperatur von 300°F ein und lassen Sie ihn aufheizen.

2. Bestreichen Sie einen großen Schmortopf mit Pflanzenöl oder Butter.

3. Nehmen Sie einen tiefen Teller und mischen Sie alle Zutaten zusammen. Alle außer Butter.

4. Den Inhalt des tiefen Tellers in die Schmorpfanne geben und mit Butter bestreichen.

5. Decken Sie den Schmortopf ab und lassen Sie ihn mindestens 2,5 Stunden bei starker Hitze schmoren.

Einfacher Cranberry-Salat

Zubereitungszeit: 10 Minuten

Portionsgröße: 1/2 Tasse (8 Portionen pro Rezept)

Zutaten:

- 1/3 Tasse Zucker

- 1-1/3 Tassen rohe Preiselbeeren

- 1-1/3 Tassen Miniatur-Marshmallows

- 2/3 Tasse Schlagsahne

- 2/3 Tasse Ananasstücke aus der Dose im Saft

Wegbeschreibung:

1. Pürieren Sie mit einem Zerkleinerer oder Mixer einige Cranberries und fügen Sie Zucker hinzu.

2. Lassen Sie den Cranberrysaft stehen.

3. Schneiden Sie die Ananas in kleine Stücke und lassen Sie sie abtropfen.

4. Rühren Sie den Cranberrysaft in die Schüssel mit den Ananasstückchen und fügen Sie einige Marshmallows hinzu.

5. Gut umrühren und einige Toppings hinzufügen.

6. Am besten gekühlt servieren.

Kapitel 6 - Nierendiät Säfte und Getränkerezepte
Wassermelone Glückseligkeit

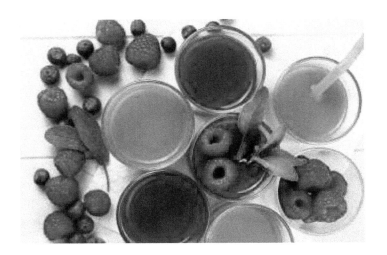

Zubereitungszeit: 5 Minuten

Portionsgröße: 1 Portion pro Rezept

Zutaten:

- 2 Zweige Minze (Blätter)
- 1 mittelgroße, geschälte und in Scheiben geschnittene Salatgurke
- 2 Tassen Wassermelone
- 1 ausgepresste Limette
- 1 Staudenselleriestange

Richtung:

1. Geben Sie alle Zutaten in den Mixer und pürieren Sie sie bis zur gewünschten Konsistenz.

Cran-tastisch

Zubereitungszeit: 10 Minuten

Portionsgröße: 1 Portion pro Rezept

Zutaten:

- 1 Stange Staudensellerie

- 1 Tasse gefrorene Preiselbeeren

- 1 mittelgroße, geschälte und in Scheiben geschnittene Salatgurke

- 1 Limette (ausgepresst)

- eine Handvoll Petersilie

Richtung:

1. Geben Sie alle Zutaten in den Mixer und pürieren Sie sie bis zur gewünschten Konsistenz.

Bahama Brise

Zubereitungszeit: 5 Minuten

Portionsgröße: 1 Portion pro Rezept

Zutaten:

- ½ Tasse Reismilch

- ½ Tasse Erdbeeren

- 1 kleinformatige, geschälte Orange

- ½ Tasse Ananas

- Handvoll Spinat

Richtung:

1. Geben Sie alle Zutaten in den Mixer und pürieren Sie sie bis zur gewünschten

Konsistenz.

Blaubeere Blast Smoothie

Zubereitungszeit: 5 Minuten

Portionsgröße: 1 Tasse (4 Portionen pro Rezept)

Zutaten:

- 8 Eiswürfel

- 1 Tasse Heidelbeeren (gefroren)

- 6 Esslöffel Eiweißpulver

- 8 Päckchen Splenda

- 14 Unzen zuckerfreier Apfelsaft

Richtung:

1. Geben Sie alle Zutaten in den Mixer und pürieren Sie sie bis zur gewünschten Konsistenz.

Karamell-Eiweiß-Latte

Zubereitungszeit: 10 Minuten

Portionsgröße: 1 (8 Unzen pro Rezept)

Zutaten:

- 2 Unzen Wasser

- 1 Messlöffel (20,5 g) Molkenproteinpulver

- 2 Esslöffel Sirup (zuckerfrei)

- 6 Unzen heißer Kaffee

Wegbeschreibung:

1. Geben Sie 1 Teelöffel Proteinpulver in eine Schüssel.

2. unsere 2 Unzen Wasser und rühren Sie die Mischung, bis sich das Proteinpulver vollständig aufgelöst hat.

3. Fügen Sie dann 6 Unzen warmen oder heißen Kaffee hinzu und rühren Sie um.

4. Geben Sie zum Schluss 2 Esslöffel Karamell-Sirup ohne Zucker hinzu. Sie können die Mischung verdünnen, um die gewünschte Süße zu erhalten, indem Sie jeden zuckerfreien Süßstoff verwenden, den Sie mögen.

Hausgemachte aromatisierte Kaffeemilch

Zubereitungszeit: 5 Minuten

Portionsgröße: 15 Portionen pro Rezept

Zutaten:

- 1 Dose 14 oz gezuckerte Kondensmilch

- 2 Tasse Milch

Optionen hinzugefügt:

- 2 Teelöffel hochwertiger Vanilleextrakt

- 1 Teelöffel Mandelextrakt

- 2 Esslöffel Karamell-Eiscreme-Topping

- 2 Teelöffel Kakaopulver

- 2 Esslöffel Himbeersirup

Aromastoffe (beliebige unten):

- Vanille: 2 Teelöffel Vanille

- Strudel: 1 Esslöffel Zimt, 1 Teelöffel Vanille, 1 Teelöffel Mandelextrakt

- Vanille-Karamell: 2 Esslöffel Karamell, 1 Teelöffel Vanille

- Schokolade-Himbeere: 2 Teelöffel Kakao, 2 Esslöffel Himbeersirup

- Schokolade-Mandel: 1 Esslöffel Kakao, 1 Teelöffel Mandelextrakt

Wegbeschreibung:

1. Gießen Sie gezuckerte Kondensmilch und die normale Milch in einen 32-oz-Behälter und mischen Sie sie gut, indem Sie den Behälter schütteln.

2. Fügen Sie das gewünschte Aroma hinzu und mischen Sie es entsprechend.

Cranberry-Limetten-Apfelschorle

Zubereitungszeit: 25 Minuten

Portionsgröße: 20 Portionen pro Rezept

Zutaten:

- 2 Beutel 12 oz gefrorene oder frische Cranberries

- 1 Schale einer Limette

- 3 T. Honig

- 5 Limetten (frisch entsaftet)

- 1 Flasche Seltzerwasser (gekühlt)

- 4 Tassen saftiger Apfel

Wegbeschreibung:

1. Schälen Sie eine Limette. Um das gewünschte Limettenaroma zu erhalten, nehmen Sie einen Gemüseschäler und schälen Sie damit die Schale (den dünnen, farbigen Teil der Schale) der Limette ab, die das Aroma enthält.

2. Extrahieren Sie den Saft von 5 Limetten.

3. Holen Sie sich einen großen Topf, dann gießen Sie den Apfelsaft, Preiselbeeren, Honig, und natürlich, die Limettenschale. Kochen Sie die Mischung.

4. Nachdem Sie eine Weile gekocht haben, reduzieren Sie die Hitze auf ein Köcheln und lassen Sie es kochen, bis alle Beeren aufgegangen sind (etwa 15 Minuten).

5. Nehmen Sie als nächstes ein Sieb und seihen Sie die Mischung durch das feinmaschige Sieb. Üben Sie etwas Druck auf die Beeren aus, um sicherzustellen, dass Sie so viel Saft wie möglich extrahieren.

6. Lassen Sie die Mischung auf Umgebungstemperatur abkühlen, bevor Sie den Cranberry-Limetten-Saft in ein Saftglas mit dicht schließendem Deckel füllen.

7. Mischen Sie den Limettensaft durch Schütteln des Glases.

8. Sie können den Saft im Kühlschrank aufbewahren.

9. Machen Sie 5 Tassen Saft.

10. Um 1 Schorle herzustellen, geben Sie die ½ Tasse gekühlte Selters in ein hohes Glas und fügen Sie ¼ Tasse Cranberry-Limetten-Saft hinzu.

11. Wenn Sie möchten, können Sie sich entscheiden, ein beliebiges Aroma Ihrer Wahl hinzuzufügen.

Party Kasperle

Zubereitungszeit: 5 Minuten

Portionsgröße: 13 Portionen pro Rezept

Zutaten:

- 1 Pint Sorbet (mit Limettengeschmack)

- 1/2 Tasse Ananaskonzentrat (flüssig)

- 1-Liter-Diät-Ginger-Ale

Wegbeschreibung:

1. Gießen Sie das Ananaskonzentrat in eine große Rührschüssel oder Punschschüssel.

2. Geben Sie das Ginger Ale zum Konzentrat und rühren Sie die Mischung gut um.

3. Geben Sie dann eine Kugel Brause hinzu.

4. Sie sollten erst servieren, wenn die Brause zu schmelzen beginnt.

Wasser mit Brombeer-Salbei-Aroma

Zubereitungszeit: 10 Minuten

Portionsgröße: 1 Tasse/8 Unzen (10 Portionen pro Rezept)

Zutaten:

- 10 Tassen Wasser

- 1 Tasse frische Brombeeren

- 4 Salbeiblätter

Wegbeschreibung:

1. Zerkleinern Sie einige Brombeeren zu einem Gitter.

2. Geben Sie dann die gesamten Zutaten in einen Krug.

3. Kühlen Sie den Extrakt über Nacht, bevor Sie ihn servieren.

Kapitel 7 - Nierendiät Snack-Rezepte

Gebackene Pita-Chips

Zubereitungszeit: 20 Minuten

Portionsgröße: 2 Wedges (6 Portionen pro Rezept)

Zutaten:

- Chilipulver

- 3 (6″) Pita-Runden

- 3 Esslöffel Olivenöl

Wegbeschreibung:

1. Schneiden Sie die Pitas mit einer Küchenschere in zwei Runden.

2. Schneiden Sie jede der Pitas in acht Keile.

3. Pinseln Sie anschließend die Pita-Keile mit Olivenöl ein und bestreuen Sie die Pita mit Chilipulver.

4. Geben Sie die Pita in den Ofen und backen Sie sie bei 350°F für maximal 15 Minuten (oder bis sie knusprig ist).

Gerösteter roter Paprika-Dip

Zubereitungszeit: 5 Minuten

Portionsgröße: 1/4 Tasse (4 Portionen pro Rezept)

Zutaten:

- 1 Tasse rote Paprika (geröstet)

- ½ Esslöffel saftige Zitrone

- 1 Esslöffel Olivenöl

- ½ Esslöffel Kreuzkümmel

- 1 Knoblauchzehe

Wegbeschreibung:

1. Geben Sie alle Zutaten zusammen in eine Küchenmaschine und servieren Sie es mit gebackenen Pita-Chips.

Eiscreme-Sandwiches

Zubereitungszeit: 7 Minuten

Portionsgröße: 10 Portionen pro Rezept

Zutaten:

- 20 Esslöffel Kühlsahne (milchfrei)

- 10 einfache Graham Cracker

Wegbeschreibung:

1. Brechen Sie die Graham-Cracker in Hälften.

2. Bestreuen Sie eine Hälfte mit 2 Teelöffeln Kühlsahne.

3. Legen Sie die andere Hälfte des Crackers auf die bestreute Hälfte.

4. Legen Sie sie auf ein Tablett und frieren Sie sie für ein paar Stunden ein.

5. Sobald es gefroren ist, wickeln Sie jedes der Sandwiches mit Saran-Folie ein.

Süße Maisbrot-Muffins mit Zitrus-Honig-Butter

Zubereitungszeit: 35 Minuten

Portionsgröße: 1 Muffin (12 Portionen pro Rezept)

Zutaten:

- 1 Tasse Mehl

- 1 Tasse Maismehl

- 3 Esslöffel saftige Zitrone

- 1 ½ Teelöffel Backpulver

- 1 Tasse Milch

- 1 Ei, verquirlt

- 1 Esslöffel Vanilleextrakt

- ½ Stick geschmolzene, ungesalzene Butter

Honig-Butter:

- ½ Teelöffel Orangenextrakt

- 2 Esslöffel Honig

- 1 Stück weiche, ungesalzene Butter

- ½ Teelöffel Orangenschale

- ¼ Teelöffel schwarzer Pfeffer

Wegbeschreibung:

1. Heizen Sie den Ofen auf 400°F vor.

2. Nehmen Sie eine große Schüssel, schlagen Sie die Eier auf und verquirlen Sie sie, fügen Sie Milch und Butter hinzu und mischen Sie erneut.

3. Nehmen Sie eine separate Schüssel und fügen Sie Backpulver und Maismehl hinzu. Gut mischen und die flüssigen Zutaten hinzufügen und mischen, bis alles glatt wird. Achten Sie darauf, nicht zu viel zu verrühren.

4. Legen Sie die Muffinform mit einem Muffin-Futter aus und füllen Sie jedes Förmchen zu ¾ voll. Auf der mittleren Schiene ca. 15-20 Minuten backen.

5. Verquirlen Sie in einer anderen Schüssel die Zutaten für die Honigbutter, bis sie sich gut vermischt, und streichen Sie sie auf den Maisbrotmuffin, oder Sie können die Honigbutter auch einfach auf dem Muffin verteilen.

Sunburst Zitronenriegel

Zubereitungszeit: 1 Stunde 35 Minuten

Portionsgröße: 1 Riegel (24 Portionen pro Rezept)

Inhaltsstoffe

Kruste:

- ½ Tasse Zucker (Puderzucker)

- 2 Tassen Mehl (Allzweckmehl)

- 1 Tasse Butter bei Raumtemperatur (2 Sticks), ungesalzen

Füllung:

- 1½ Tassen Zucker

- 4 große Eier

- ½ Teelöffel Weinstein

- ¼ Tasse Mehl (Allzweck)

- ¼ Tasse saftige Zitrone

- ¼ Teelöffel Backpulver

Glasur:

- 2 Teelöffel saftige Zitrone

- 1 Tasse gesiebter, pulverisierter Zucker

Wegbeschreibung

Kruste:

1. Heizen Sie den Ofen auf eine Temperatur von 350°F vor.

2. Nehmen Sie eine große Schüssel und mischen Sie den Puderzucker, das Mehl und 1 volle Tasse weiche Butter. Mischen Sie weiter, bis der Teig krümelig ist. Übertragen Sie die Mischung in eine 9" x 13" große Backform.

3. Dann in den vorgeheizten Ofen geben und backen, bis sie leicht gebräunt ist (ca. 15-20 Minuten).

Füllung:

1. Nehmen Sie eine mittelgroße Schüssel und verquirlen Sie darin die Eier leicht.

2. Fügen Sie in einer separaten Schüssel Mehl, Zucker, Backpulver und Weinstein hinzu. Fügen Sie das verquirlte Ei zu der trockenen Mischung hinzu. Geben Sie nun etwas Zitronensaft zu der Eimischung und schlagen Sie erneut, bis die Mischung leicht dickflüssig wird.

3. Gießen Sie die Mischung auf die warme Kruste und backen Sie sie, bis die Füllung fest ist (oder für weitere 20 Min.).

4. Nehmen Sie es aus dem Ofen und lassen Sie es abkühlen.

Glasur:

1. Nehmen Sie eine kleine Schüssel und rühren Sie damit den Zitronensaft in den bereits gesiebten Puderzucker, bis er streichfähig wird. Fügen Sie je nach Bedarf wenig oder mehr Zitronensaft hinzu.

2. Sputnik die Mischung über die abgekühlte Füllung. Sobald die Glasur fest ist, in 24 Riegel schneiden. Bewahren Sie die zusätzlichen Zitronenriegel im Kühlschrank auf.

Brown Bag Popcorn

Zubereitungszeit: 5 Minuten

Portionsgröße: 1 Portion pro Rezept

Zutaten:

- 1 braune Papier-Lunchbag

- ½ Esslöffel Rapsöl

- 1/4 Tasse Popcorn-Körner

Wegbeschreibung:

1. Nehmen Sie eine kleine Schüssel und mischen Sie das Öl und das Popcorn.

2. Geben Sie das Popcorn in eine braune Tüte, falten Sie die Tüte, um die Öffnung zu schließen, und heften Sie die gefaltete Oberseite zweimal zusammen.

3. Legen Sie das Popcorn anschließend bei hoher Temperatur für 5 Sekunden zwischen den Pops oder für 3 Minuten in die Mikrowelle.

Dijon-Huhn

Zubereitungszeit: 35 Minuten

Portionsgröße: 4 Portionen pro Rezept

Zutaten:

- 1 Esslöffel saftige Zitrone

- 4 Hühnerbrüste (ohne Knochen)

- 3 Esslöffel Honig

- 1/4 Tasse Dijon-Senf

- ½ Esslöffel Currypulver

Wegbeschreibung:

1. Heizen Sie den Ofen auf etwa 350°F Grad vor.

2. Legen Sie das Hähnchen auf eine Auflaufform.

3. Verwenden Sie eine Schüssel, um alle Zutaten zu mischen.

4. Bestreichen Sie beide Seiten des Hähnchens mit der gemischten Sauce.

5. Backen, bis die Innentemperatur des Hähnchens auf ca. 165 Grad ansteigt (oder für ca. 30 Minuten).

Hähnchen-Parmesan-Frikadellen

Zubereitungszeit: 1 Stunde 10 Minuten

Portionsgröße: 3 Frikadellen (10 Portionen pro Rezept)

Zutaten:

- 1/4 Teelöffel pulverisierter Knoblauch

- 1 Pfund gemahlenes Huhn

- 3 Esslöffel Paniermehl

- 1 Ei (groß)

- 8 Unzen Pizzasauce

- 1 Esslöffel Parmesankäse (gerieben)

- 1/4 Teelöffel pulverisierte Zwiebel

- 1/4 Teelöffel italienisches Gewürz

- 1/2 Tasse Mozzarella-Käse, zerkleinert

Wegbeschreibung:

1. Heizen Sie den Ofen auf ca. 375°F vor. Verwenden Sie Kochspray, um ein großes Backblech zu besprühen.

2. Mischen Sie das Ei, das gemahlene Hühnerfleisch, 2 Esslöffel Pizzasauce, die Gewürze, die Semmelbrösel und den Parmesankäse in einer großen Schüssel.

3. Schneiden Sie das Hähnchen in etwa 30 kleine Fleischbällchen (etwa so groß wie ein Tischtennisball). Legen Sie die Frikadellen auf das vorbereitete Backblech.

4. Backen Sie die Frikadellen für 15 Minuten.

5. Bevor Sie die gebackenen Fleischbällchen in die Glasauflaufform legen, verteilen Sie eine dünne Schicht Pizzasauce auf dem Boden der Auflaufform. Gießen Sie die restliche Pizzasauce über die Fleischbällchen und geben Sie geriebenen Mozzarella dazu.

6. Geben Sie die Fleischbällchen zurück in den Ofen und backen Sie sie weitere 10 Minuten.

Dill-Knabbereien

Zubereitungszeit: 1 Stunde 15 Minuten

Portionsgröße: 3/4Tasse (30 Portionen pro Rezept)

Zutaten:

- 28 Unzen Reisgetreide

- 13 Unzen Maisgrieß

- 1-1/2 Esslöffel getrocknetes Dillkraut

- 1-1/2 Teelöffel Knoblauchpulver

- ½ Worcestershire-Sauce

- 1/2 Tasse Butter (ungesalzen)

- 1/2 Tasse Parmesankäse

Wegbeschreibung:

1. Heizen Sie den Ofen auf ca. 250°F vor.

2. Geben Sie beide Müslis in einen Bräter oder eine große Backform.

3. Lösen Sie die Butter in einem Kochtopf bei niedriger Hitze auf.

4. Fügen Sie Dill, Knoblauchpulver, Worcestershire-Sauce und Parmesankäse zur Butter hinzu und rühren Sie sie um.

5. Gießen Sie 1/4 der geschmolzenen Buttermischung auf das Müsli in der Backform und mischen Sie es, um das Müsli zu beschichten. Backen Sie das Müsli anschließend 15 Minuten lang.

6. Holen Sie das Müsli aus dem Ofen und gießen Sie ein weiteres 1/4 der geschmolzenen Buttermischung über das Müsli; dann gut mischen. Nochmals 15 Minuten backen.

7. Schritt 6 sollte noch zwei weitere Male wiederholt werden oder bis die gesamte Buttermischung hinzugefügt wurde und das Getreide knusprig wird (oder insgesamt 1 Stunde lang).

Kapitel 8 - Nierendiät Dessertrezepte

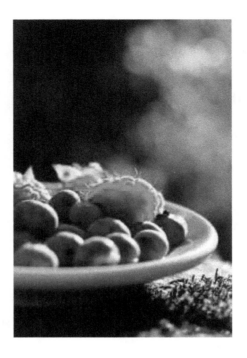

Karibik Sahnetorte

Zubereitungszeit: 1 Stunde 30 Minuten

Portionsgröße: 20 Portionen pro Rezept

Zutaten:

- 8 oz. zerdrückte Ananas (abgetropft), 1 Dose

- 8 oz. Frischkäse erweicht

- 5 Eier (große Größen)

- 1/4 Tasse Kristallzucker

- 18 oz. gelbe Kuchenmischung

- 1 Tasse Wasser

- 1/3 Tasse Pflanzenöl

- ½ Esslöffel Vanille-Aroma

- ½ Esslöffel Rum-Aroma

Wegbeschreibung:

1. Heizen Sie den Ofen auf die auf der Verpackung der Kuchenmischung angegebene Temperatur vor.

2. Nehmen Sie eine kleine Schüssel und mischen Sie 2 Eier, Zucker und Frischkäse. Gut mischen.

3. Geben Sie etwas zerkleinerte, abgetropfte Ananas hinzu und stellen Sie sie beiseite.

4. Nehmen Sie eine weitere große Schüssel und mischen Sie den Rum, das Vanillearoma, das Öl, die gelbe Kuchenmischung, 3 Eier und das Wasser.

5. Verwenden Sie einen elektrischen Mixer auf hoher Geschwindigkeit, um etwa 2 Minuten lang richtig zu mixen.

6. Besprühen Sie eine 9 x 3 1/2 Zoll große Rohrpfanne mit Kochspray.

7. Füllen Sie die bemehlte und gefettete Form mit etwa 2/3 des Kuchenteigs und verteilen Sie die Frischkäsemasse mit einem Löffel darauf.

8. Fügen Sie vorsichtig den restlichen Kuchenteig hinzu.

9. 55-65 Minuten backen, bis sich die Mitte abgesetzt hat.

10. Lassen Sie den Kuchen ca. 10 Minuten in der Form abkühlen und testen Sie, ob er durchgebacken ist, indem Sie ein gebuttertes Messer in die Mitte des Kuchens stecken.

Pfirsich-Cobbler

Zubereitungszeit: 30 Minuten

Portionsgröße: (6 Portionen pro Rezept)

Zutaten:

- 1/2 Tasse Zucker

- 1/2 Tasse normales Mehl

- 2 Tassen geschnittene Pfirsiche (plus den Saft)

- ½ Esslöffel Backpulver

- 1/2 Tasse Milch oder verwenden Sie Kaffeeweißer für einen geringeren Phosphorgehalt

Wegbeschreibung:

1. Mischen Sie den Zucker, das Mehl und das Backpulver in einer Schüssel.

2. Fügen Sie Kaffeeweißer oder Milch hinzu und mischen Sie.

3. Geben Sie einige Pfirsiche mit Saft hinzu und mixen Sie erneut.

4. Übertragen Sie sie in eine Backform oder Schale.

5. Dann bei 350°F backen, bis der Kuchen dick und oben braun ist.

Schokoladen-Minz-Kuchen

Zubereitungszeit: 1 Stunde 5 Minuten

Portionsgröße: 12 Portionen pro Rezept

Zutaten:

- 2 Tassen Mehl (Allzweckmehl)

- 4 Unzen ungesüßte Schokolade

- 2 Tassen Zucker

- 1/2 Esslöffel natriumarmes Backpulver

- 1 Esslöffel Backpulver

- 1 Tasse Wasser

- 1 Stück ungesalzene Butter

- 2 mittelgroße Eier

- 1 Becher schwere Schlagsahne

- 1½ Tassen saure Sahne für Zuckerguss

- 1½ Tassen Schokoladenchips (halbsüß) für die Glasur

- ½ Esslöffel Apfelessig

- 1 Esslöffel Pfefferminz-Extrakt

Wegbeschreibung:

1. Heizen Sie den Ofen auf 375°F vor. Schmelzen Sie die Butter, den Zucker, die Schokolade und das Wasser bei mittlerer Hitze in einem großen Kochtopf. Rühren Sie gelegentlich um, bis alle Zutaten gut vermischt sind. Übertragen Sie die Mischung in eine andere große Rührschüssel und lassen Sie sie abkühlen.

2. Nehmen Sie eine mittelgroße Schüssel und fügen Sie Natron, Backpulver und Mehl hinzu. Mischen Sie die Sahne und den Apfelessig in einer anderen kleinen Schüssel und stellen Sie sie beiseite.

3. Während Sie warten, bis die Schokoladenmischung abgekühlt ist, fetten und bemehlen Sie zwei runde 9"-Kuchenformen mit Butter.

4. Zur geschmolzenen Schokolade die Essig-Sahne-Mischung hinzufügen. Vorsichtig mischen, dann die Eier hinzufügen. Fügen Sie die trockenen Zutaten hinzu und mischen Sie vorsichtig, um ein Übermischen zu vermeiden.

5. Nachdem alle Zutaten gut vermischt sind, fügen Sie etwas Minzextrakt hinzu und

verquirlen es vorsichtig.

6. Füllen Sie den Kuchenteig in die Backformen und stellen Sie die Formen in der Mitte auf den Rost. Backen, bis der Zahnstocher in die Mitte des Kuchens eindringt und sauber herauskommt (oder für 30-35 Minuten).

7. Lassen Sie den Kuchen ca. 30 Minuten abkühlen, bevor Sie den Kuchen aus den Backformen lösen.

8. Bereiten Sie in der Zwischenzeit, während der Kuchen abkühlt, die Glasur vor. Schmelzen Sie die Schokoladenchips in einem Wasserbad, bis sie glatt sind. Lassen Sie die Schokolade ein paar Minuten abkühlen, fügen Sie dann langsam saure Sahne hinzu und rühren Sie sie vorsichtig um.

9. Sobald der Kuchen abgekühlt ist, geben Sie die Glasur auf den Kuchen und genießen Sie Ihren Snack.

Dessert Pizza

Zubereitungszeit: 15 Minuten

Portionsgröße: 8 Portionen pro Rezept

Inhaltsstoffe

- 1/2-1 Tasse teilentrahmter Ricotta-Käse

- 2 Tassen Pfirsiche aus der Dose oder frische, geschnittene Erdbeeren

- 1/4-1/2 Tasse helle Marmelade oder Aprikosenmarmelade

- 5 Esslöffel geteilter Puderzucker

- 2 Esslöffel warmes Gelee

- 1/4 Tasse Schokoladenchips (12 Zoll)

Wegbeschreibung:

1. Heizen Sie den Ofen auf ca. 425°F vor.

2. Gießen Sie den Ricotta durch einen Kaffeefilter oder verwenden Sie ein Seihtuch.

3. Schmelzen Sie die Marmelade 30 Sekunden lang in der Mikrowelle und lassen Sie die Dosenpfirsiche in einem Sieb abtropfen.

4. Bestreichen Sie die Kruste mit der Marmelade.

5. Mischen Sie den Ricotta mit 3 Esslöffeln Puderzucker und verteilen Sie ihn auf der Kruste.

6. Geben Sie Pfirsiche oder Erdbeerscheiben auf den Ricotta und bestreuen Sie ihn mit einigen Schokoladenspänen und Puderzucker.

7. Etwa 10-12 Minuten backen.

Apfel und Heidelbeere Crisp

Zubereitungszeit: 1 Stunde 10 Minuten

Portionsgröße: ¼ Tasse Streusel & 1/2 Tasse gekochtes Obst (8 Portionen pro Rezept)

Zutaten:

- Knackig

- 1/4 Tasse brauner Zucker

- 1 1/4 Tassen schnell kochende Haferflocken

- 6 Esslöffel ungehärtete geschmolzene Margarine

- 1/4 Tasse Allzweckmehl (ungebleicht)

Füllung:

- 2 Esslöffel Speisestärke

- 1/2 Tasse brauner Zucker

- 2 Tassen gehackte oder geriebene Äpfel

- 4 Tassen gefrorene oder frische Heidelbeeren (nicht aufgetaut)

- 1 Esslöffel frischer Zitronensaft

- 1 Esslöffel geschmolzene Margarine

Wegbeschreibung:

1. Heizen Sie den Ofen auf 350°F mit dem Rost in der mittleren Position vor.

2. Geben Sie alle trockenen Zutaten in eine Schüssel, dann die Butter und rühren Sie, bis sie angefeuchtet ist. Stellen Sie die Mischung beiseite.

3. Mischen Sie die Maisstärke und den braunen Zucker in einer quadratischen Auflaufform (20 cm). Fügen Sie Zitronensaft und die restlichen Früchte hinzu. Schwenken, um die Mischung zu vermengen. Die Knuspermischung hinzufügen und backen, bis der Knusper goldbraun wird (oder 55 Minuten bis 1 Stunde). Sie können entweder kalt oder warm servieren.

Mini-Ananas-Kuchen umgedreht

Zubereitungszeit: 50 Minuten

Portionsgröße: 12 Portionen pro Rezept

Zutaten:

- 3 Esslöffel geschmolzene, ungesalzene Butter

- 12 ungesüßte Ananasscheiben aus der Dose

- 1/3 Tasse verpackter brauner Zucker

- 2/3 Tasse Zucker

- 6 frische Kirschen, halbiert und entkernt

- 3 Esslöffel Rapsöl

- 2/3 Tasse Milch (fettfrei)

- ½ Esslöffel Zitronensaft

- 1 großes Ei

- 1-1/3 Tassen Kuchenmehl

- 1/4 Esslöffel Vanilleextrakt

- 1/4 Teelöffel Salz

- 1-1/4 Teelöffel Backpulver

Wegbeschreibung:

1. Bestreichen Sie ein Muffinblech für 12 Portionen mit Butter oder verwenden Sie eine quadratische Backform.

2. Streuen Sie etwas braunen Zucker in jeden der Abschnitte.

3. Zerdrücken Sie jeweils 1 Ananasscheibe, um die Form der Tasse zu erhalten. Legen Sie 1 halbe Kirsche mit der Schnittseite nach oben in die Mitte der Ananas.

4. Nehmen Sie eine große Schüssel und schlagen Sie das Ei, die Milch und die Extrakte, bis alles gleichmäßig vermengt ist.

5. Rühren Sie das Mehl, das Salz und das Backpulver in die Zuckermischung ein, bis eine homogene Masse entsteht, und gießen Sie sie in den in der Muffinform vorbereiteten Teig.

6. Backen Sie die Muffins bei 350°, bis ein Zahnstocher eintaucht und sauber herauskommt (oder 35-40 Minuten lang). Drehen Sie das Muffinblech sofort um und lassen Sie die gebackenen Kuchen auf einen Servierteller fallen. (Falls nötig, können Sie einen kleinen Spatel oder ein Buttermesser verwenden, um sie vorsichtig aus der Form zu lösen).

7. Warm servieren.

Frisches Fruchtkompott

Zubereitungszeit: 10 Minuten

Portionsgröße: 1/2 Tasse (8 Portionen pro Rezept)

Zutaten:

- 1/2 Tasse frische oder gefrorene Brombeeren

- 1/2 Tasse frische oder gefrorene Erdbeeren

- 1/2 Tasse geschälte Pfirsiche (gewürfelt)

- 1/2 Tasse frische oder gefrorene Heidelbeeren

- 1/2 Tasse Orangensaft (ungesüßt)

- 1/4 Tasse gefrorene oder frische rote Himbeeren (nicht aufgetaut und gesüßt)

- 1 Banane (gewürfelt, in mundgerechten Stücken)

- 1 Apfel (gewürfelt, in mundgerechte Stücke)

Wegbeschreibung:

1. Gießen Sie etwas Orangensaft in ein großes Gefäß.

2. Gießen Sie alle aufgeführten Zutaten.

3. Vorsichtig mischen.

4. Wenn Sie gefrorenes Obst verwenden, lassen Sie es 4 Stunden lang bei Raumtemperatur auftauen.

Apfel-Zimt-Ferkel-Kugel

Zubereitungszeit: 45 Minuten

Portionsgröße: 6 Portionen pro Rezept

Zutaten:

- 3 Ei (groß) Eiweiß

- 1 Tasse heißes Wasser

- 1/4 Tasse Zucker

- 1 Tasse Matzo-Farfel

- 1 Esslöffel gemahlener Zimt

- 2 große Äpfel

- 1/2 Tasse Ananasstückchen

Wegbeschreibung:

1. Heizen Sie den Ofen auf ca. 375°F vor.

2. Schälen, schneiden und raspeln Sie die Äpfel.

3. Nehmen Sie eine 8" x 8" Backform und besprühen Sie sie mit Kochspray.

4. Mischen Sie in einer anderen großen Schüssel den Farfel und das heiße Wasser.

5. Fügen Sie die Äpfel, den Zimt und den Zucker hinzu.

6. Schlagen Sie das Eiweiß und heben Sie den Eischnee unter.

7. Gießen Sie die abgetropften Ananasstücke dazu und mischen Sie sie.

8. Übertragen Sie die Mischung in die bereits vorbereitete Auflaufform und bestreuen Sie die Oberseite zusätzlich mit Zimt.

9. Etwa 45 Minuten backen.

Crepes mit gefrorenen Beeren

Zubereitungszeit: 25 Minuten

Portionsgröße: 2 Esslöffel Beeren auf 1 Crêpe (4 Portionen pro Rezept)

Zutaten:

- 2 Eiweiß

- 1/2 Tasse weißes Allzweckmehl

- 1 Esslöffel Rapsöl

- 1/2 Tasse fettfreie Milch

- 1 Esslöffel Puderzucker

- 1/2 Tasse gemischte gefrorene Beeren

Wegbeschreibung:

1. Lassen Sie die gefrorenen Beeren auftauen und gießen Sie die gemischten Beeren ab.

2. Verquirlen Sie in einer großen Schüssel das Eiweiß, das Mehl, die Milch, das Salz und das Öl, bis es glatt ist.

3. Beschichten Sie eine Bratpfanne leicht mit Kochspray und stellen Sie den Ofen auf mittlere Hitze. Gießen Sie etwa 1/4 Tasse Teig in die vorbereitete Pfanne. Kippen Sie die Pfanne ständig in einer kreisförmigen Bewegung, um sicherzustellen, dass sich der Teig bis zu den Rändern verteilt. Etwa 2 Minuten backen oder bis der Boden hellbraun ist.

4. Wenden Sie den Crêpe und geben Sie 2 Esslöffel gemischte Beeren in die Mitte des Crêpes, dann kochen Sie weitere 2 Minuten. Falten Sie den Crêpe mit einem Spatel in die Hälfte und geben Sie ihn auf einen Servierteller. Bestreuen Sie ihn mit Zucker oder anderen Süßigkeiten. Sobald er nach Ihrem Geschmack ist, ist er servierbereit.

Kapitel 9: Nierendiät Häufig gestellte Fragen

Was kann ich tun, um das Fortschreiten der Nierenerkrankung zu verlangsamen?

Das Fortschreiten einer Nierenerkrankung kann auf verschiedene Weise verzögert werden, vor allem, wenn Sie die Diagnose im Anfangsstadium der Erkrankung erhalten. Im Folgenden finden Sie Tipps, die helfen, Ihre Niere vor Schäden zu schützen.

- Ernähren Sie sich gesund. Wir empfehlen Ihnen eine ausgewogene, natriumarme Ernährung, um den Blutdruck zu regulieren. Eine gute Möglichkeit, Natrium zu reduzieren, ist, verarbeitete Lebensmittel (Fast Food, alle Arten von Konserven, verpackte Lebensmittel und Tiefkühlgerichte) so weit wie möglich zu vermeiden. Wir empfehlen Ihnen auch, die übermäßige Aufnahme von Eiweiß zu stoppen und tierisches Eiweiß durch pflanzliches Eiweiß zu ersetzen. Dies kann helfen, das Fortschreiten von CKD zu verlangsamen.

- Kontrollieren Sie regelmäßig Ihren Blutdruck. Studien zeigen, dass es das Fortschreiten der Nierenerkrankung verlangsamt, wenn Sie Ihren Blutdruck überwachen.

- Seien Sie aktiv. Machen Sie regelmäßige körperliche Aktivität zur Routine, bis zu 30 Minuten Bewegung täglich.

- Halten Sie ein gesundes Gewicht. Fettleibigkeit ist eine Abkürzung zur Entwicklung von Diabetes und Bluthochdruck, die ein Hauptrisikofaktor für Nierenerkrankungen sind.

- Trinken Sie regelmäßig Wasser anstelle von kalorienreichen Getränken.

- Wenn Sie Alkohol trinken, seien Sie nicht süchtig und trinken Sie in Maßen.

- Wenn Sie Diabetiker sind, halten Sie eine gute Blutzuckereinstellung ein.

- Ziehen Sie in Erwägung, nicht zu rauchen, und wenn Sie rauchen, versuchen Sie, damit aufzuhören. Es ist ein hoher Risikofaktor und führt zu einem schnelleren Fortschreiten der Nierenerkrankung.

- Verwenden Sie Medikamente entsprechend der Verordnung Ihres Arztes.

- Führen Sie regelmäßige Kontrolluntersuchungen bei Ihrem Arzt durch.

- Tun Sie positive Dinge, die Ihnen helfen, sich zu entspannen und Stress zu vermeiden.

Vergessen Sie nicht, dass es nie zu spät ist, damit zu beginnen, Ihren Lebensstil positiv zu verändern, indem Sie sich gesund ernähren und bei allem, was Sie tun, eine positive Einstellung zeigen.

Wie hoch ist der erforderliche tägliche Proteinbedarf?

Bevor Sie Eiweiß in irgendeiner Form zu sich nehmen, sollten Sie zuerst einen Nierendiätassistenten konsultieren. Ihr Diätassistent wird Ihnen die benötigte Eiweißmenge mitteilen: Die benötigte Eiweißmenge richtet sich nach Ihrer aktuellen Medikamentenverordnung, nach einem bei Ihnen diagnostizierten Krankheitszustand oder danach, ob Sie unterernährt oder übergewichtig sind (allgemeiner Gesundheitszustand). Wenn bei Ihnen eine Niereninsuffizienz der Stadien 1-4 diagnostiziert wurde, beträgt die empfohlene Eiweißmenge 0,8 Gramm pro Kilogramm Körpergewicht. Diese Eiweißmenge kann aus etwa 1-2 Tellern Fleisch und anderen damit verwandten phosphatarmen Lebensmitteln aufgenommen werden; ein Teller entspricht der Aufnahme eines Kartenspiels pro Tag.

Während der Dialyse geht bei der Filterung des Blutes Eiweiß verloren, daher beträgt die empfohlene Menge an Eiweiß für Personen, die mehrere Dialysesitzungen benötigen, 1,1-1,3 Gramm pro Kilogramm pro Tag. Diese Eiweißmenge kann aus etwa 2-3 Tellern Fleisch und anderen damit verwandten phosphatarmen Lebensmitteln aufgenommen werden; jeder Teller entspricht auch etwa der Größe eines Kartenspiels.

Die Tatsache, dass Sie versuchen, sich fit zu halten, bedeutet nicht, dass Sie mehr Eiweiß zu sich nehmen müssen, es sei denn, Sie trainieren den größten Teil des Tages regelmäßig und intensiv. Frauen, die schwanger sind und solche, die stillen, wird empfohlen, ihre Proteinzufuhr zu erhöhen.

Wie kann ich meinen täglichen Eiweißbedarf decken, wenn ich kein Fleisch esse oder es nicht mag?

Um Ihren Bedarf an Nahrungseiweiß zu decken, ist es wichtig, Lebensmittel mit reichlich Eiweiß zu sich zu nehmen, da dies die Deckung Ihres Tagesbedarfs erheblich erleichtert. Zu den Lebensmitteln mit tierischem Eiweiß gehören Fisch, Lamm, Rind, Schwein und Geflügel, die viel Eiweiß enthalten.

Für Menschen, die kein (rotes) Fleisch oder Fleisch von Geflügel essen können, werden sie Fisch, Eier und Käse als andere Proteinquellen genießen. Manche Menschen können Fleisch nur in sehr kleinen Mengen verzehren, daher wird ihnen geraten, diese kleine Menge sehr oft zu essen. Sie sollten darauf achten, dass Fleisch Teil jeder Mahlzeit ist, die sie essen. Auf diese Weise können sie die empfohlenen Anforderungen erfüllen. Diejenigen, die kein Fleisch mögen, können auch Eier und Käse mit niedrigem Phosphatgehalt wie Brie, Hüttenkäse, Camembert und Ziegenkäse essen; dies sind Weichkäse und liefern das erforderliche Protein. Fisch ist ebenfalls reich an Eiweiß und kann in Ihre Ernährung aufgenommen werden. Bevor Sie eine dieser Alternativen und Fleisch konsumieren, sollten Sie unbedingt Ihren Ernährungsberater konsultieren, damit Sie wissen, welche Menge Sie zu sich nehmen sollten.

Aus verschiedenen Gründen entscheiden sich einige, kein Fleisch zu sich zu nehmen: Dies könnte aufgrund religiöser Überzeugungen, persönlicher Neigung oder der bloßen Tatsache, dass sie den Geschmack nicht ertragen können, sein. Sie können andere Dinge wie Milchprodukte, Hülsenfrüchte oder Tofu essen; diese enthalten Eiweiß und können ihnen helfen, die für sie empfohlene Menge an Eiweiß zu bekommen. Allerdings enthalten Hülsenfrüchte und Milchprodukte einen hohen Anteil an Phosphat, was zu einem erhöhten Phosphatspiegel im Blut führen kann. Stellen Sie also sicher, dass Sie Ihren Ernährungsberater konsultieren, bevor Sie diese Form von Eiweiß zu sich nehmen, damit er Ihren Phosphatspiegel im Blut überwacht und Ihnen sagt, wie viel Nahrung Sie brauchen.

Es gibt Protein-Nahrungsergänzungen, die eingenommen werden können, wenn Ihre normale Nahrung Ihnen nicht die benötigte Menge an Protein liefern kann. Diese Ergänzungsmittel können in Pulverform vorliegen, die in andere Lebensmittel oder Getränke (mit hohem Proteingehalt) eingearbeitet wurden. Bevor Sie diese Eiweißpräparate einnehmen, sollten Sie jedoch Ihren Ernährungsberater aufsuchen, damit er Ihnen sagen kann, ob die Präparate gut für Sie sind und Getränke mit mehr Eiweiß empfehlen kann, die Ihre Nierenfunktion nicht beeinträchtigen.

Wie hoch sollte mein Alkoholkonsum sein, wenn ich eine Nierenerkrankung habe?

Bevor Sie überhaupt Alkohol zu sich nehmen, konsultieren Sie Ihren Ernährungsberater, um zu wissen, ob der Konsum von Alkohol nicht schädlich für Sie ist. Mäßiger Alkoholkonsum mag akzeptabel sein, aber übermäßiger Alkoholkonsum hat viele negative Auswirkungen, die zu erhöhtem Blutdruck führen können, den Triglyceridspiegel im Blut erhöhen, zur Blutverdünnung führen, die Leber und die Bauchspeicheldrüse schädigen, und es kann zu Wechselwirkungen zwischen Alkohol und Medikamenten kommen, was nicht gesund ist. Außerdem führt die Einnahme von Alkohol dazu, dass Sie die Kontrolle über Ihren Blutdruck verlieren, was einen konstant erhöhten Blutdruck zur Folge hat, und es kann auch dazu führen, dass Sie mehr Gewicht zulegen.

Wenn Sie dennoch Alkohol trinken möchten, sollten Sie nicht mehr als die empfohlenen 1-2 Getränke pro Tag zu sich nehmen, und Ihr wöchentlicher Konsum sollte 14 Getränke für Männer und 10 Getränke für Frauen nicht überschreiten.

Zu den empfohlenen Getränken gehören:

- Eine Dose 5%iges Bier mit 355 MLS

- Ein Glas mit 10-12% Wein enthält 146 MLS

- 40% zäher Schnaps oder Spirituosen, die 44 MLS enthalten

Es gibt einige besondere Dinge zu beachten, wenn Sie Alkohol trinken, wenn bei Ihnen Nierenversagen diagnostiziert worden ist:

Diejenigen, bei denen eine chronische Niereninsuffizienz diagnostiziert wurde, und diejenigen, die sich regelmäßig einer Dialyse unterziehen, wissen, dass sie die Flüssigkeitsmenge, die sie zu sich nehmen, verringern müssen und dass Alkoholkonsum die Flüssigkeitsmenge in ihrem Körper erhöht.

- In verschiedenen alkoholischen Getränken gibt es unterschiedliche Gehalte an Kalium und Phosphor: In Rotwein ist mehr Kalium enthalten als in Weißwein.

- Bier enthält eine große Menge an Kalium und Phosphor.

- Spirituosen haben praktisch kein Kalium oder Phosphor Beispiele sind Wodka, Rum und Gin.

- Hohe Mengen an Kalium und Phosphor finden sich in Getränken, die mit hartem Alkohol gemischt werden. Zum Beispiel beim Mischen von Orangensaft und Cola; Orangensaft enthält hohe Mengen an Kalium, während Cola eine hohe Menge an Phosphor und/oder Kalium enthält.

Müssen alle Menschen mit Nierenerkrankungen ihre Flüssigkeitsaufnahme einschränken?

Bevor Sie daran denken, Ihre Flüssigkeitszufuhr zu reduzieren oder irgendetwas in dieser Richtung zu tun, sollten Sie Ihren Arzt konsultieren, damit Sie sich nicht ohne Grund schaden. Ihr Ärzteteam oder Ihr persönlicher Arzt wird Ihnen mitteilen, ob Sie Ihre Flüssigkeitszufuhr gezielt reduzieren müssen.

Wie erkenne ich anhand der Nährwertangaben, ob mein Lebensmittel den richtigen Kaliumgehalt hat?

Ist Ihnen schon einmal aufgefallen, dass es einige Marken gibt, die Kalium in ihre Tabelle der Nährwertangaben aufnehmen, während einige Marken dies nicht tun? Es gibt eine Liste von 13 grundlegenden Nährstoffen, die in jedem Produkt zu sehen sein müssen. Kalium gehört nicht dazu, daher der Grund, warum es bei einigen Marken nicht in der Nährwerttabelle zu finden ist. Verschiedene Hersteller haben unterschiedliche Gründe für die Aufnahme von Kalium in ihre Nährwerttabelle. Einige fügen es hinzu, weil sie die Menge an Natrium reduziert haben, um Phosphorsalze hinzuzufügen.

Einige Hersteller wollen nur, dass Sie wissen, dass Sie durch die Einnahme ihrer Produkte mehr Kalium erhalten, während andere nur wissen wollen, dass sie Kalium in ihrem Produkt haben. Die Tatsache, dass ein Produkt Kalium nicht in seiner Tabelle der Nährwertangaben aufgeführt hat, bedeutet nicht, dass das Produkt kein Kalium als Inhaltsstoff hat.

Kalium kann in praktisch allen Lebensmitteln gefunden werden. Nehmen Sie zum Beispiel ein Apfelgetränk (Marke A) fügt zu ihrer Nährwerttabelle hinzu, dass es Kalium von etwa 200mg in 3/4 Glas Getränk enthält und eine andere Marke (Marke B) hat dies überhaupt nicht angegeben. Beide Marken enthalten wahrscheinlich die gleiche Menge an Kalium, obwohl eine es nicht angibt.

Folgen Sie der Vorlage unten, um zu wissen, ob das Lebensmittel, das Sie gerade konsumieren, eine minimale oder überschüssige Menge an Kalium hat. Und wie immer, konsultieren Sie mit Ihrem Ernährungsberater, um Sie durchzusetzen.

- Weniger als 40 mg (1 %): sehr geringe Menge an Kalium

- Weniger als 100 mg (3 %): geringe Menge an Kalium

- 100-250 mg (3-7%): durchschnittliche Menge an Kalium

- 250-500 mg (7-14%): hohe Menge an Kalium

- Größer als 500 mg (>14%): sehr hohe Kaliummenge

Muss ich Vitamin- und Mineralstoffpräparate einnehmen?

Patienten mit chronischer Nierenerkrankung und solche, die eine Reihe von Dialysen durchführen, müssen einige spezifische Vitamin- und Mineralstoffpräparate einnehmen, da sie aufgrund der strengen Diät, des schlechten oder völlig fehlenden Appetits und auch aufgrund des Verlusts dieser Nährstoffe während der Dialysesitzungen nicht genug davon bekommen.

Vitamine sind in der Nahrung enthalten und erfüllen viele Funktionen im Körper. Im Allgemeinen können sie durch den Verzehr verschiedener Lebensmittel aufgenommen werden. Da aber viele CKD-Patienten und Dialysepatienten eine strenge Diät einhalten müssen, erhalten sie nicht die erforderliche Menge an Vitaminen und Mineralien, die sie benötigen. Sie müssen wasserlösliche Vitamine, wie z. B. B-Vitamine, zu sich nehmen. Außerdem dürfen sie nicht einfach irgendwelche Vitamine zu sich nehmen, da die Nieren nicht in der Lage sind, diese zu filtern, was zu einer Anhäufung der Vitamine in ihrem Körper führt.

Vitamine und Mineralstoffe, die nicht eingenommen werden dürfen, sind die fettlöslichen Vitamine A, D, E und K sowie Kalium bzw. Phosphor. Sie sollten diese Vitamine und Mineralien meiden, es sei denn, ihr Arzt hat etwas anderes angeordnet. Patienten mit CKD werden höchstwahrscheinlich Vitaminpräparate benötigen, aber es ist am besten, nur solche zu nehmen, die von ihrem Arzt oder Ärzteteam empfohlen und genehmigt wurden.

Ist es sicher, ein pflanzliches Präparat einzunehmen, wenn ich eine Nierenerkrankung habe?

Einige pflanzliche Nahrungsergänzungsmittel können für Nierenkranke mehr schaden als nützen, genauso wie einige Vitamine gefährlich sind. Bevor Sie also irgendwelche pflanzlichen Präparate einnehmen, stellen Sie sicher, dass Sie Ihren Nephrologen, Ernährungsberater und Nierenapotheker konsultieren, damit diese Ihnen mitteilen können, welche pflanzlichen Präparate gut für Sie sind und welche nicht.

Kann ich künstliche Süßstoffe verwenden?

Für künstliche Süßstoffe, die von CKD-Patienten verwendet werden können, gibt es wissenschaftliche Studien, die sie unterstützen. Wenn Sie also einen künstlichen Süßstoff einnehmen wollen, stellen Sie sicher, dass es wissenschaftliche Beweise dafür gibt.

Was sollte ich tun, wenn ich wenig Appetit habe?

Geringer Appetit oder Appetitlosigkeit ist ein allgemeines Problem, mit dem Menschen mit Nierenerkrankungen konfrontiert sind, da die Nieren nicht in der Lage sind, den Abfall im Blut auszuscheiden. Um den Verlust von Muskelmasse zu vermeiden und gesund zu bleiben, ist es wichtig, ausreichend Kalorien und Eiweiß zu essen.

Wenn Sie einen geringen Appetit haben:

- Essen Sie in kurzen Abständen. Lassen Sie alle 2-3 Stunden täglich Ihre Mahlzeiten eine hohe Kalorienzahl enthalten.

- Wann immer Ihr Appetit am größten ist, nehmen Sie Ihre größte Mahlzeit ein. Das kann beim Frühstück, Mittagessen oder Abendessen sein - es muss nicht zwingend beim Abendessen sein.

- Nehmen Sie überall, wo Sie hingehen, Snacks mit. Wenn Sie wissen, dass Sie nicht den ganzen Tag zu Hause sein werden, stellen Sie sicher, dass Sie einige Snacks griffbereit haben, auch wenn Sie bei der Arbeit sind, einen Termin im Krankenhaus oder einen anderen Termin haben. Ihr Snack könnte aus Crackern und Käse, einem kleinformatigen Muffin oder einem kleinen Sandwich bestehen.

- Wenn Sie wissen, dass Sie nicht so hungrig werden, wie Sie es normalerweise sollten, setzen Sie sich Erinnerungen, damit Sie Ihre Mahlzeiten nicht vergessen. Haben Sie einen Snack- und einen Essensplan.

- Versuchen Sie andere Formen der Ernährung. Wenn Sie immer eine kalte Mahlzeit zu sich nehmen, versuchen Sie eine warme.

- Für Zeiten, in denen Sie nicht wissen, was Sie essen sollen, haben Sie eine Liste mit Ihren besten Mahlzeiten oder Mahlzeiten, die Sie leicht zu kochen finden, so dass Sie einfach eine auswählen können.

- Gehen Sie spazieren und schnappen Sie etwas kühle Luft. Dies könnte Hunger auslösen.

- Wenn Sie etwas über flüssige Nahrungsergänzungsmittel wissen, die günstig für die Niere sind, könnten Sie mit Ihrem Ernährungsberater darüber sprechen.

- Sorgen Sie dafür, dass jeder Löffel, den Sie nehmen, eine Wirkung hat. Nehmen Sie mehr Kalorien und Eiweiß auf:

  - Wenn Sie Brot, Cracker, Nudeln, Reis und Gemüse essen, fügen Sie Margarine hinzu.

  - Wenn Sie Brot, Cracker und Toast essen, fügen Sie Honig, Margarine, Frischkäse oder Marmelade hinzu

  - Für Suppen, Nudeln oder Reis geben Sie gekochtes, gemischtes rotes Fleisch, Huhn oder Truthahn hinein.

  - Wenn Sie Gemüse, Aufläufe oder Salate essen, legen Sie etwas Käse darauf.

  - Geben Sie Ihren Salaten gut gekochte Eier oder Thunfisch bei.

  - Verwenden Sie für Ihr Brot, Cracker und Obst einen Erdnussbutteraufstrich.

  - Wenn Sie Suppen, Eintöpfe oder Pfannengerichte zubereiten, geben Sie Tofu hinein.

  - Nehmen Sie Früchte mit salzlosem Hüttenkäse.

  - Fette, die als "gut" gelten, sollten ohne Hemmungen verwendet werden. Versuchen Sie, Brot mit Olivenöl zu nehmen.

  - Braten Sie Lebensmittel in Olivenöl oder Rapsöl an.

  - Verwenden Sie beim Verzehr von Salaten und Gemüse eine Füllung mit wenig oder ohne Salz.

  - Gönnen Sie sich Getränke mit Kalorien.

  - Wenn Sie Obst und Desserts essen, fügen Sie aufgeschlagene Toppings hinzu

  - Machen Sie keine "Diät" oder essen Sie "leichte" Mahlzeiten.

Fazit - Mit der Nierendiät erfolgreich sein

Es ist wichtig, verschiedene Arten von Lebensmitteln zu essen, wie in den Dietary Guidelines for Americans angegeben. Dialysepatienten sind von dieser Richtlinie nicht ausgenommen. Während einer Nierendiät können Sie alle Arten von Lebensmitteln essen, aber essen Sie vernünftig. Ein Zitat aus dem Leitfaden lautet: "Seien Sie vernünftig: Genießen Sie alle Lebensmittel, aber übertreiben Sie es nicht."

Deshalb rate ich Ihnen dazu:

1. Hetzen Sie Ihr Essen nicht. Ihr Gehirn erhält das Signal, dass Sie innerhalb der ersten20 Minuten genug gegessen haben.

2. Verlassen Sie Ihren Esstisch mit dem Gefühl, dass Sie mehr essen können, als Sie haben. Wenn Sie satt sind, hören Sie auf zu essen.

3. Nehmen Sie eine kleine Portion des Schokoladenkuchens, den Sie essen möchten, und genießen Sie ihn.

4. Essen und genießen Sie Ihre Lasagne in vollen Zügen. Nehmen Sie die Hälfte im Restaurant, lassen Sie sie einpacken und genießen Sie den Rest zu Hause.

5. Das Ziel ist nicht, eine Diät zu beginnen, die nicht lange durchgehalten werden kann und zu psychischen Problemen führt, sondern eine Diät, die zu einem nachhaltigen gesunden Lebensstil führt.

Referenzen

Chawla, L. S., Eggers, P. W., Star, R. A., & Kimmel, P. L. (2014). Akute Nierenverletzung und chronische Nierenerkrankung als zusammenhängende Syndrome. *New England Journal of Medicine, 371*(1), 58-66.

Cruz, M. C., Andrade, C., Urrutia, M., Draibe, S., Nogueira-Martins, L. A., & Sesso, R. D. C. C. (2011). Lebensqualität bei Patienten mit chronischer Nierenerkrankung. *Clinics, 66*(6), 991-995.

Foster, M. C., Rawlings, A. M., Marrett, E., Neff, D., Willis, K., Inker, L. A., ... & Selvin, E. (2013). Kardiovaskuläre Risikofaktorbelastung, Behandlung und Kontrolle bei Erwachsenen mit chronischer Nierenerkrankung in den Vereinigten Staaten. *American Heart Journal, 166*(1), 150-156.

Harambat, J., Van Stralen, K. J., Kim, J. J., & Tizard, E. J. (2012). Epidemiologie der chronischen Nierenerkrankung bei Kindern. *Pediatric Nephrology, 27*(3), 363-373.

Ikizler, T. A., Franch, H. A., Kalantar-Zadeh, K., ter Wee, P. M., & Wanner, C. (2014). Zeit, die Rolle des renalen Ernährungsberaters auf der Dialysestation zu überdenken. *Journal of Renal Nutrition, 24*(1), 58-60.

Lassus, J. P., Nieminen, M. S., Peuhkurinen, K., Pulkki, K., Siirilä-Waris, K., Sund, R., & Harjola, V. P. (2010). Marker der Nierenfunktion und der akuten Nierenschädigung bei akuter Herzinsuffizienz: Definitionen und Auswirkungen auf das Outcome des kardiorenalen Syndroms. *European Heart Journal, 31*(22), 2791-2798.

Li, P. K. T., Burdmann, E. A., & Mehta, R. L. (2013). Akute Nierenschädigung: Globaler Gesundheitsalarm. *Arab Journal of Nephrology and Transplantation, 6*(2), 75-81.

Mårtensson, J., Martling, C. R., & Bell, M. (2012). Neuartige Biomarker der akuten Nierenverletzung und des Nierenversagens: Clinical applicability. *British Journal of Anesthesia, 109*(6), 843-850.

Paes-Barreto, J. G., Silva, M. I. B., Qureshi, A. R., Bregman, R., Cervante, V. F., Carrero, J. J., & Avesani, C. M. (2013). Kann eine Ernährungsschulung für Nierenkranke die

Einhaltung einer eiweißarmen Diät bei Patienten mit chronischer Nierenerkrankung im Stadium 3 bis 5 verbessern? *Journal of Renal Nutrition, 23*(3), 164-171.

Poggio, E. D., Wang, X., Greene, T., Van Lente, F., & Hall, P. M. (2005). Performance of the modification of diet in renal disease and Cockcroft-Gault equations in the estimation of GFR in health and in chronic kidney disease. *Journal of the American Society of Nephrology, 16*(2), 459-466.

Shariat, S. F., Sfakianos, J. P., Droller, M. J., Karakiewicz, P. I., Meryn, S., & Bochner, B. H. (2010). Der Einfluss von Alter und Geschlecht auf Blasenkrebs: eine kritische Überprüfung der Literatur. *BJU international, 105*(3), 300-308.

Singh, A. K. (2010). Was verursacht die Mortalität bei der Behandlung der Anämie bei chronischer Nierenerkrankung: Erythropoietin-Dosis oder Hämoglobinspiegel? Current opinion in nephrology and hypertension, *19*(5), 420-424.

Williams, C., Ronco, C., & Kotanko, P. (2013). Vollkornprodukte in der Nierendiät - ist es an der Zeit, ihre Rolle neu zu bewerten? *Blood Purification, 36*(3-4), 210-214.

CPSIA information can be obtained
at www.ICGtesting.com
Printed in the USA
BVHW060846180321
602885BV00014B/1186

9 781802 241600